W0046031

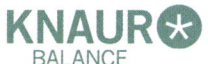

ANNE KISSNER

365

Ein kleines bisschen Ich

Fitness-, Food- und Lifestyleplaner für 53 Wochen

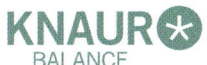

Besuchen Sie uns im Internet:
www.knaur-balance.de

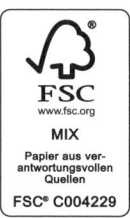

Originalausgabe 2018
© 2018 Knaur Verlag
Ein Imprint der Verlagsgruppe Droemer Knaur GmbH & Co. KG, München.
Alle Rechte vorbehalten. Das Werk darf – auch teilweise – nur mit
Genehmigung des Verlags wiedergegeben werden.
Covergestaltung: Friederike Niemeyer, Hamburg,
nach einer Idee von Anne Kissner und Daniel Henninger
Coverabbildung: Shutterstock.com/Yulia Sribna
Layout, Satz und Illustrationen auf den Seiten 48, 64, 73,
136, 140, 160, 167: Friederike Niemeyer, Hamburg
Text: Anne Kissner
Alle Übungsillustrationen: Anne Kissner
Alle anderen Illustrationen: Shutterstock.com
Druck und Bindung: Uhl, Radolfzell
ISBN 978-3-426-67577-9

2 4 5 3 1

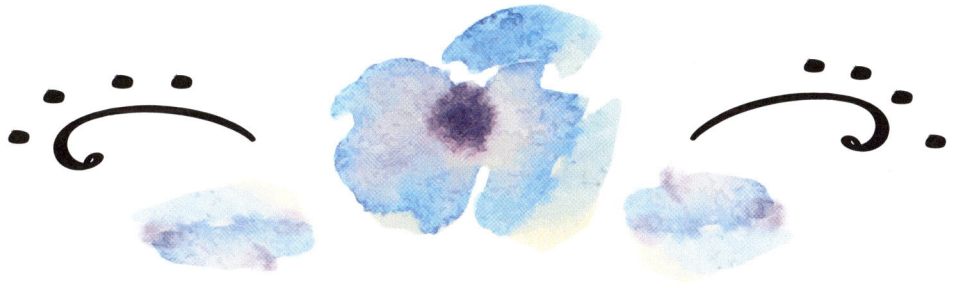

Dieses Jahr schreibt

Dein Name

Netty

2021

Jahr eintragen

Inhalt

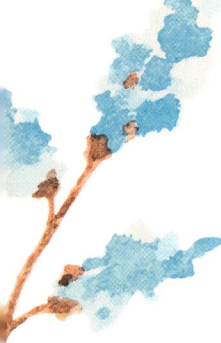

Vorwort

Ich bin Anne. Du kennst mich vielleicht aus You-
Tube ... Ich möchte dieses Jahr gemeinsam mit dir
schreiben. Dieses Journal soll dich nicht nur an alle
wichtigen Termine in deinem Alltag erinnern, sondern
vor allem ein Wegbegleiter sein in ein fitteres und
gesünderes Leben. Keine Sorge, ich lasse dich dabei
nicht alleine :D. Wir schaffen das gemeinsam. Ich
habe ganz viele tolle kleine Rezepte, effektive kurze
Workouts und natürlich viele weitere kleine Highlights
im Journal für dich versteckt. Lass uns dieses Jahr
dein Leben verändern. Jeden Tag ein kleines Stück.

Jeder Tag trägt

Magie

in sich,
du musst nur lernen,
sie zu sehen

success
DOESN'T
come to you
·············
YOU
·············
GO
to it

Die Spielregeln

Damit du nicht im Jahr verloren gehst und immer genau weißt, was du tun sollst, erkläre ich dir einmal kurz die Spielregeln. Wenn du dich an diese hältst, wirst du nie verloren gehen. Keine Sorge, ich habe einen genauen Plan, wo wir uns hinbewegen, und nehme dich Schritt für Schritt dahin mit.

1.

Trage immer deine persönlichen Termine möglichst frühzeitig ein, denn Planung ist das halbe Leben. Auch wenn es nur Einkaufengehen, Spazierengehen mit Hund oder Zahnarzttermine sind. Vergessene Termine können einen schnell überfordern oder aus der Bahn werfen und führen oft dazu, dass wir den Sport und die Ernährung vernachlässigen. Keine Sorge, irgendwann wird das Planen deines Alltags völlig normal sein!

2.

Ich habe alle vier Wochen die Workouts des Monats für dich parat. Du brauchst für diese Einheiten nichts außer eine Matte, Sportsachen, ein Mobiltelefon und ganz viel Spaß. Lade dir für die Workouts einen Intervall-Timer in deinem Playstore/App Store runter, und schon kann's losgehen. Wenn du unsicher bist, wie die Übungen ausgeführt werden, kannst du dir gerne die passenden Videos unter dem Link auf Seite 14 anschauen. Die Workouts solltest du entsprechend deinem Terminplan (siehe Ziff. 1) einbauen. Dabei kannst du alle 4 Workouts von Montag – Donnerstag durchziehen und dann 3 Tage Pause machen oder zwischen den Workouts pausieren. Schau, wie es dir besser passt. Das ist immerhin dein Journal. Und am Ende des Jahres werde ich dir so viel beigebracht haben, dass du bereit bist, deine eigenen Workouts zusammenzustellen ☺.

3.

Ernährung ist natürlich auch ein großes und vor allem wichtiges Thema. Letztendlich ist eine gesunde, ausgewogene Ernährung nicht nur wichtig für die Gesundheit, sondern entscheidet, ob ein Mensch ab- oder zunimmt. Wie sagt man so schön: »You can't outtrain a bad diet.« Das heißt so viel wie: »Wenn du nicht bereit bist, deinen Körper bewusst zu füttern, wird er auch beim besten Sportprogramm nicht das rausholen, was du willst.«
Im Journal wirst du immer wieder Tipps und Tricks finden, wie du deine Ernährung gesund umstellen kannst. Ich habe Rezepte für dich kreiert, Kalorientabellen und, und, und.

4.

Als vierte wichtigste Säule steht die Motivation. Ich werde dich an die Hand nehmen, dir den Weg zeigen, der dich einerseits fordert, aber nicht überfordert, also vertrau mir. Wir ziehen dieses Jahr gemeinsam durch. Sieh jedes Umblättern als neue Chance zu beginnen. Es gibt kein Versagen oder Scheitern. Das Journal soll ein Ort der Freude und Begeisterung, aber auch Offenheit bleiben. Also vertrau ihm ruhig alles an.

Die Workouts

HiiT steht für High Intensity Intervall Training (Hoch intensives Intervall Training) und zeichnet sich dadurch aus, dass kurze Belastungsphasen sich mit kurzen Pausen abwechseln. Durch die kurze maximale Belastung verbrennst du bis zu 24 Stunden nach Beendigung des Workouts noch Kalorien. Dabei ist es wichtig, dass man in der Belastungszeit alles an Kraft und Ausdauer abruft, was man kann. Hört sich am Anfang etwas extrem an, ist aber der effektive Weg, Fett zu verbrennen und seine Ausdauerleistung zu steigern. Du wirst zu Beginn merken, dass die Intervalle sehr kurz sind und die Workouts dadurch auch viel weniger Zeit in Anspruch nehmen, als du das von anderen Einheiten gewohnt bist, aber glaub mir, es macht nicht nur super viel Spaß, du wirst diese Workouts irgendwann nicht mehr missen wollen.

Du findest die Übungen auch als Video unter diesem Link:

HTTPS://LEXIKON.TEAMBODYSHAPE.DE

DIE VIER GOLDENEN REGELN DES HIIT:

ALLES BIS ZUR
LETZTEN SEKUNDE
GEBEN

IMMER GUT
AUFWÄRMEN

STRETCHING ALS
COOL—DOWN

NICHT MEHR ALS
EIN HIIT AM TAG

DARF ICH VORSTELLEN, UNSERE WORKOUT–FORMATE:

Snail the tail

Diese Workout-Einheit könnte man auch mit dem Spiel »ich packe meinen Koffer« vergleichen. Man fängt mit einer Übung an, und sobald das Intervall geschafft ist, fängt man wieder mit derselben Übung an, packt aber noch eine gleich hintendran. So steigert sich das Workout, bis die Übungen alle aneinandergereiht wurden.

> **BEISPIEL**
>
> ### 1. Runde
> Übung A
>
> Pause-Intervall (z. B. 20 Sekunden)
>
> ### 2. Runde
> Übung A
> Übung B
>
> Pause-Intervall
>
> ### 3. Runde
> Übung A
> Übung B
> Übung C
>
>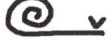

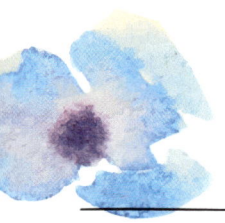

Butterfly steps

Für diese Einheit brauchen wir keinen Timer, da es um Wiederholungen geht. Wie die Flügel eines Schmetterlings beginnen wir mit vielen Wiederholungen bei jeder Übung und ziehen bei jeder Runde eine Wiederholungszahl ab. Nach einer kurzen Pause starten wir noch einmal durch, aber umgekehrt, d. h., wir starten mit wenigen Wiederholungen und addieren bei jeder Runde eine dazu.

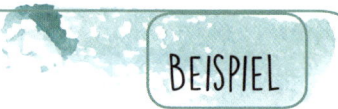

BEISPIEL

1. Runde: Immer 5 Wiederholungen

2. Runde: Immer 4 Wiederholungen

3. Runde: Immer 3 Wiederholungen

(Bis 1 Wiederholung und dann wieder erhöhen jede Runde, bis man auf 5 Wiederholungen zurück-kommt)

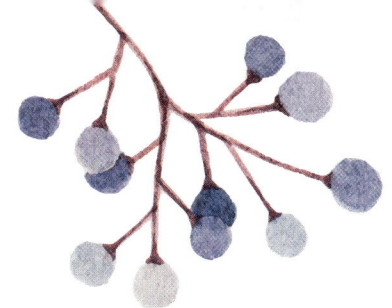

The Square

Es bilden vier Übungen ein Quadrat, und die benachbarten Übungen verbinden sich bei den Intervallen miteinander. So wechseln sich Kraft und Cardio immer in einem schnellen Tempo ab, ohne dass einem langweilig wird.

BEISPIEL

1. Runde
(50 Sekunden Belastung und 20 Sekunden Pause)

Übung A + Übung B
(jede Übung 25 Sekunden ohne Pause hintereinander)

Pause 20 Sekunden

Übung C + Übung D
(jede Übung 25 Sekunden ohne Pause hintereinander)

In den folgenden Runden werden dann die Übungen A, B, C und D neu kombiniert.

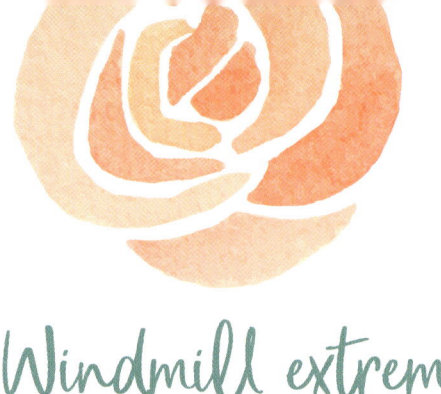

Windmill extreme

Windmühlen bestehen aus vier Armen und einem Rotator in der Mitte. So wird es auch hier ein Zentrum geben, das die einzelnen wechselnden Übungen zusammen verbindet. Diese zentrale Rotatoren-Übung kann sowohl eine cardiolastige Übung als auch eine Kraftübung sein. Dabei soll immer eine Windmühlenarm-Übung mit der zentralen Rotatoren-Übung abgewechselt werden.

BEISPIEL

Übung A (Rotator) circle element

Übung B (Windmühlenarm) ray element

Übung A (Rotator) circle element

Übung C (Windmühlenarm) ray element

usw.

Triangle to the max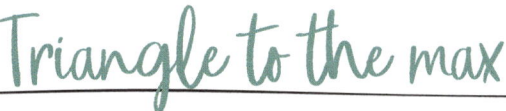

Diese Einheiten bestehen zum größten Teil aus Kraftübungen. Daneben gibt es noch einen kleineren Cardioanteil und sehr kurze Pausen. Diese Relationen bleiben immer gleich. Lass dich überraschen.

... und damit du alles auch immer durchziehst, trage deine Workouts immer am Anfang der Woche ein:

WORKOUT-BOX

Tag	Workout	Stand
Mo	∞	✓
Di	△	
Mi	✗	
Do		
Fr		
Sa		
So		

Hartes Training ohne die richtige **Ernährung** ist, wie den Eskimos *Eis* zu verkaufen.

Ganz schöner Ansatz, bringt aber nix.

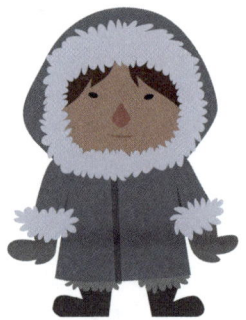

Die Ernährung

Ich werde dir keine spezielle Ernährungsform vorschreiben. Das wäre auch nicht der richtige Weg, da jeder Mensch anders ist und andere Bedürfnisse hat. Wichtig ist aber, dass du auf deine Kalorien am Tag schaust und auch sonst ein paar Regeln verinnerlichst, die dir helfen, leichter im Alltag gesund zu leben:

WÄHLE VIELE LEBENSMITTEL, DIE IN IHRER URSPRUNGS—FORM ERSCHEINEN (BEISPIEL: KARTOFFEL STATT POMMES; HAFERFLOCKEN STATT BROT)

KALORIEN ZÄHLEN

ZEIT FÜRS ESSEN NEHMEN

VIEL WASSER ODER UNGESÜßTEN TEE TRINKEN

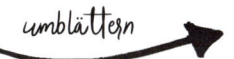
umblättern

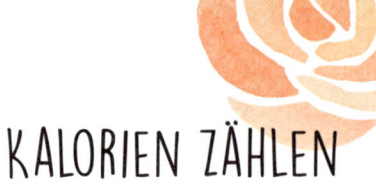

KALORIEN ZÄHLEN

Warum du Kalorien zählen solltest, wenn du deinen Körper verändern willst:
Wir Menschen essen ganz unbewusst. Oft gibt es was Schnelles zum Mitnehmen,
wir sind immer in Eile, und beim Kochen liegen noch ein paar Süßigkeiten rum,
die auch mal gern im Vorbeilaufen in den Mund wandern. Wenn wir dann in der
Nacht überlegen, denken wir, dass wir nicht viel gegessen haben, und das ist das
Problem. Die Zwischendurchmahlzeiten und die versteckten Kalorien in Soßen
oder Öl werden oft übersehen. Und da soll einem das Kalorienzählen helfen. Man
lernt sehr gut sein eigenes Essverhalten und seine Lebensmittel kennen.

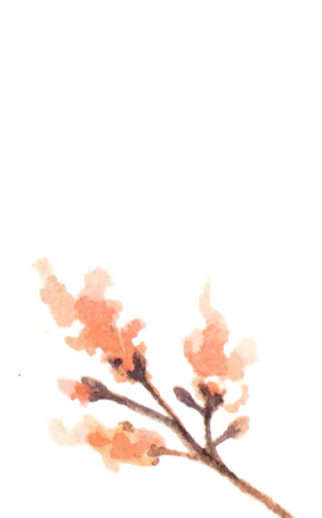

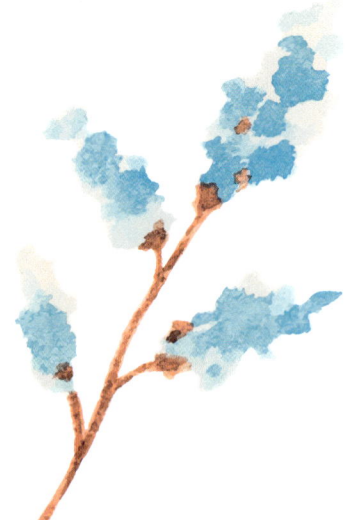

KALORIENRECHNER

ABER WIE VIELE KALORIEN SOLLTEST DU AM TAG ZU DIR NEHMEN?

1. Schritt: Wir errechnen deinen Grundumsatz nach der Harris-Benedict-Formel für Frauen. Das ist die Kalorienmenge, die dein Körper im Ruhezustand braucht (d. h. ohne Sport o. Ä.).

655,1 + 9,6 × Körpergewicht kg + 1,8 × Körpergröße cm – 4,7 × Jahre

655,1 + (9,6 × _ _ _ _ _ _ _ kg) + (1,8 × _ _ _ _ _ _ _ cm) – (4,7 × _ _ _ _ Jahre) =

_ _ _ _ _ _ _ _ _ _ kcal
Grundumsatz

Hinzukommend müssen wir natürlich noch deinen Leistungsumsatz berücksichtigen, also dass du zu Fuß gehst, was im Haushalt machst, arbeiten gehst, lernst etc. Hierfür musst du dich selbst in einer der folgenden Kategorien einsortieren:

- 1,2: Du sitzt nur am Schreibtisch und treibst keinen Sport.
- 1,375: Du sitzt überwiegend am Schreibtisch und treibst sehr wenig Sport (leichten Sport 1–2-mal die Woche).
- 1,55: Du sitzt überwiegend am Schreibtisch und treibst 3–5-mal die Woche Sport.
- 1,725: Du hast eine meist gehende, stehende Tätigkeit (Krankenschwester, Kellnerin Vollzeit) oder treibst 6–7-mal die Woche mindestens 1 Stunde Sport.

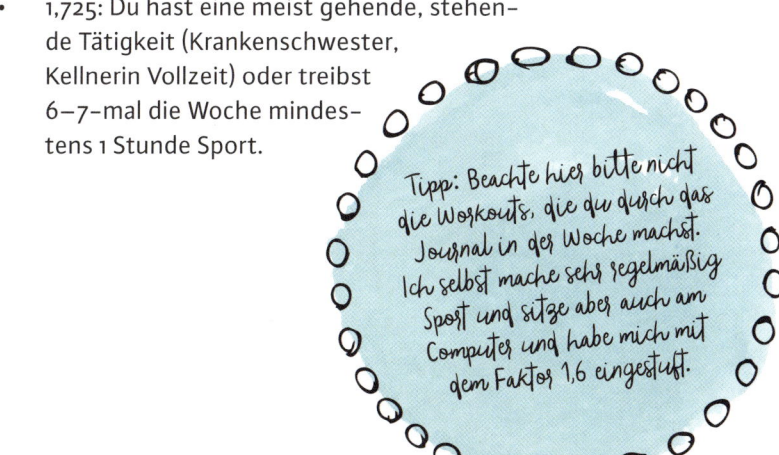

Tipp: Beachte hier bitte nicht die Workouts, die du durch das Journal in der Woche machst. Ich selbst mache sehr regelmäßig Sport und sitze aber auch am Computer und habe mich mit dem Faktor 1,6 eingestuft.

UND JETZT GEHT'S WIEDER ANS RECHNEN:

_____ kcal   ×   _____   =   _____ kcal

Grundumsatz   Leistungsfaktor   Gesamtumsatz
von oben   von oben
                                    1,2–1,725

Der errechnete Wert ist euer durchschnittlicher Kalorienbedarf pro Tag. Wenn du genauso viele Kalorien isst, hältst du dein Gewicht exakt. Wie gesagt, handelt es sich hier aber lediglich um einen **Richtwert,** bei dem Abweichungen von **±10 %** völlig normal sind.

Zum gesunden Abnehmen empfehle ich euch ein Kaloriendefizit von 200–300 kcal eures Gesamtumsatzes (Bsp. Gesamtumsatz 2 000 kcal–300 kcal Defizit = 1 700 kcal am Tag)

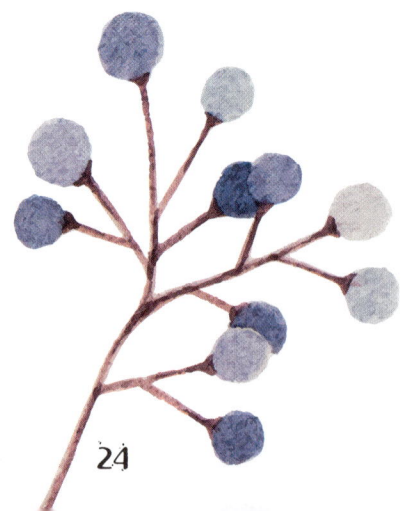

FETT, KOHLENHYDRATE & EIWEIß

Heißt das jetzt, dass du theoretisch deinen Gesamtumsatz durch Gummibärchen oder Spaghetti am Tag abdecken kannst und trotzdem abnimmst? Rein theoretisch würde das klappen, aber es würde nicht nur zu extremen Mangelerscheinungen kommen, sondern auch zu Muskelabbau, schlechten Zähnen, Haarausfall und gereizter Haut. Wieso? Weil es ganz wichtig ist, dass du neben Makronährstoffen auch viele Vitamine, Spurenelemente und Mineralstoffe gleichermaßen zu dir nimmst.

Faustregel:
1 g Fett (= 9,3 kcal pro Gramm) pro Kilogramm Körpergewicht
1,5 g Protein (= 4,1 kcal pro Gramm) pro Kilogramm Körpergewicht
Restliche Kalorien mit Kohlenhydraten (= 4,1 kcal pro Gramm) auffüllen

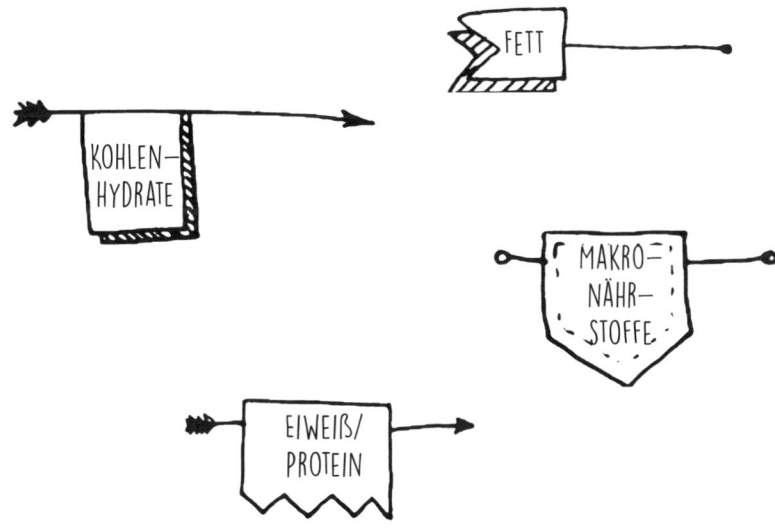

Erna

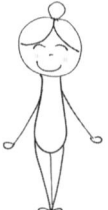

Ich weiß, das sind echt viele Infos. Damit du dir es alles etwas besser vorstellen kannst, zeigt dir die liebe Erna jetzt mal, wie das bei ihr läuft:

- Erna ist 25 Jahre jung und 170 cm groß und wiegt 60 kg
- Arbeitet 40 Stunden die Woche im Büro
- Sie geht jeden Tag 30 Minuten Gassi mit ihrem Hund
- Macht 2-mal die Woche Sport und möchte gerne noch etwas um die Hüften und Oberschenkel abnehmen

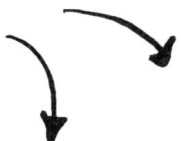

$655,1 + 9,6 \times 60 \text{ kg} + 1,8 \times 170 \text{ cm} - 4,7 \times 26 = 1414,9$ kcal Grundumsatz

$1414,9 \text{ kcal} \times 1,375 = 1945,49$ kcal

200 kcal Defizit $= 1745,49$ kcal

Auf die Makronährstoffe verteilt sind das:

$1 \text{ g} \times 60 \text{ kg} = 60 \text{ g}$ Fett (558 kcal)
$1,5 \text{ g} \times 60 \text{ kg} = 90 \text{ g}$ Protein (369 kcal)
1745,49 kcal Gesamtumsatz im Defizit $-$ (558 kcal + 369 kcal)
$= 818,49$ kcal Kohlenhydrate / 199,63 g

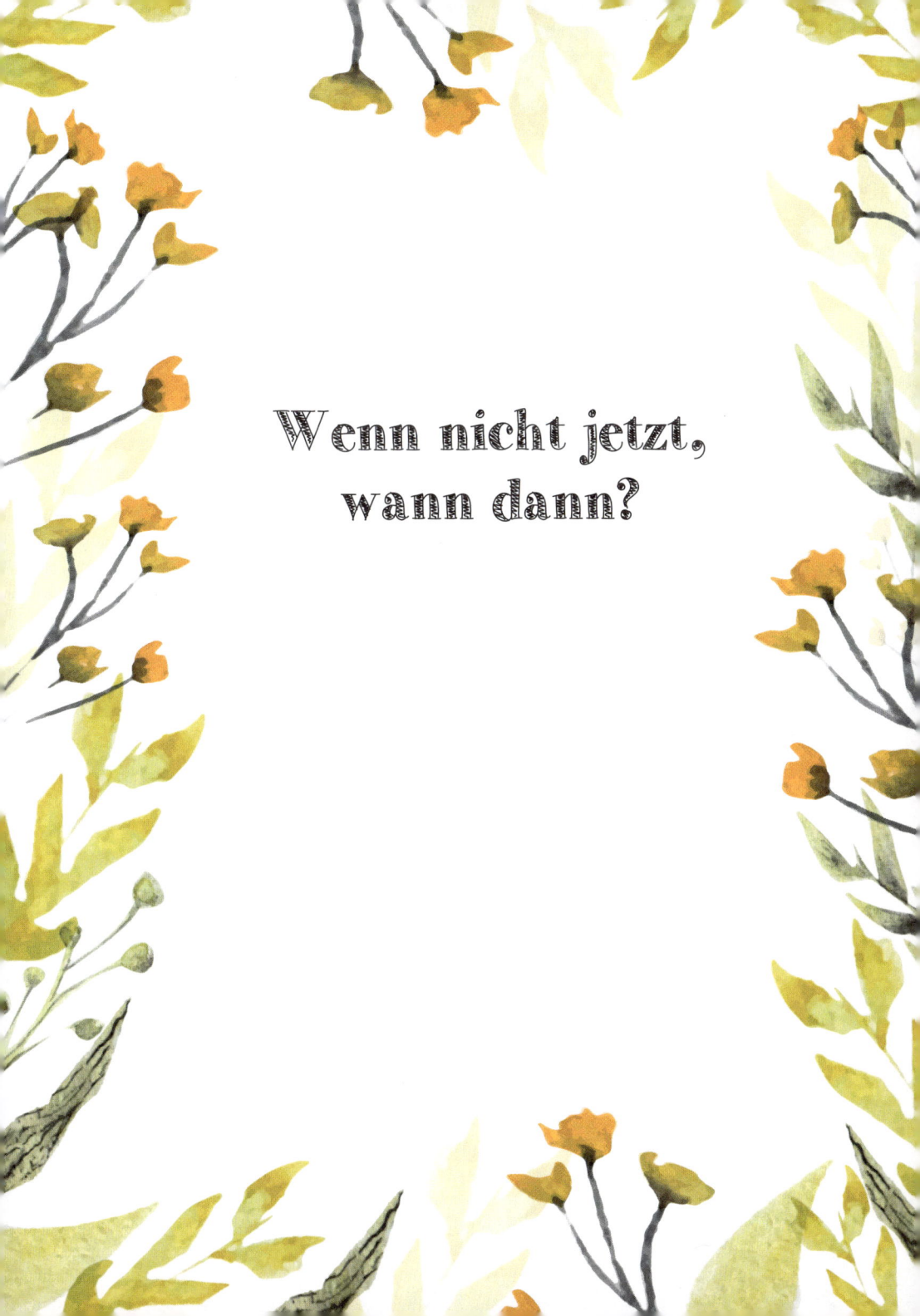

Wenn nicht jetzt,
wann dann?

Maß- und Gewichts-Tracker

Im Laufe des Jahres wirst du schnell vergessen, wie viel du eigentlich schon geschafft hast. Also kehre alle 4 Wochen zu dieser Seite zurück, um deine Fortschritte zu tracken:

Monat				
Gewicht in kg				

Maße in cm				
Arme				
Brust				
Taille				
Bauch				
Hüfte				
Po				
Oberschenkel				

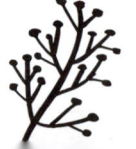

MEINE FORTSCHRITTE

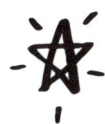

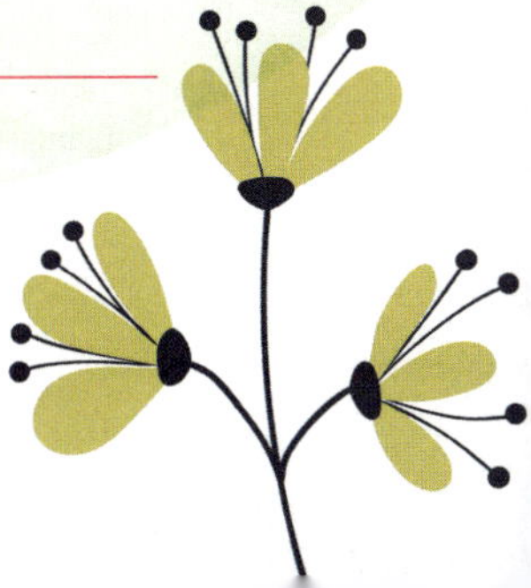

Workouts

SNAIL THE TAIL

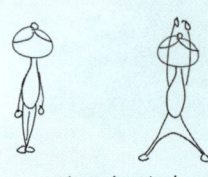

10 × Jumping Jacks

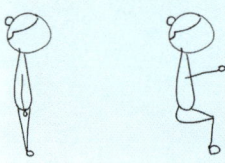

20 × Squats

10 × Lunge Hop (L) + 10 × Lunge Hop (R)

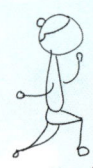

20 × Hip Dips

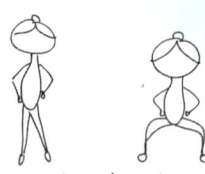

30 × In and out Jumps

Nach jeder Runde
ca. 30 Sekunden
Pause

THE SQUARE

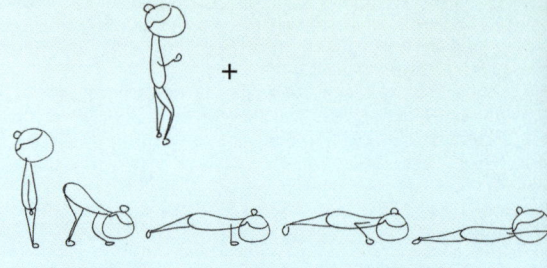

A) 5 Sekunden Running on the Spot + Burpee Down

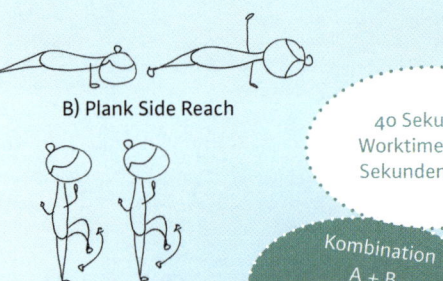

B) Plank Side Reach

C) High Knees

40 Sekunden
Worktime und 10
Sekunden Pause

Kombination
A + B
D + A
C + B
D + C

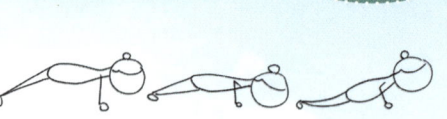

D) Wave Push ups

Woche 1-4

✖ WINDMILL EXTREME

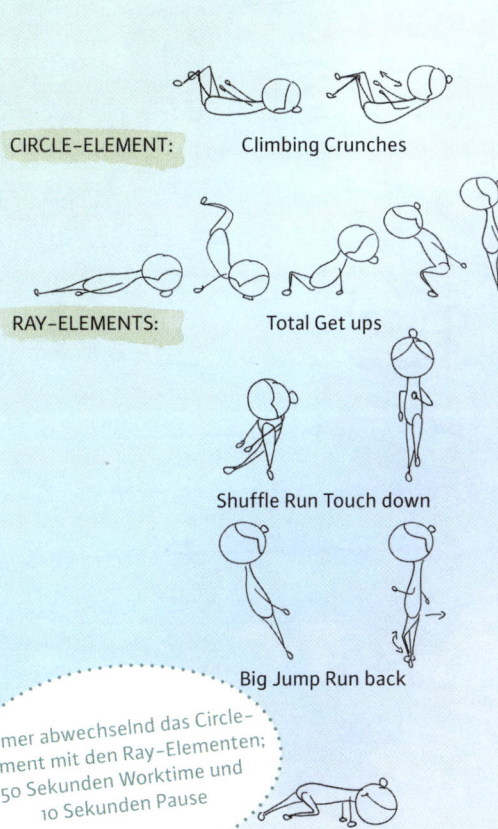

CIRCLE-ELEMENT: Climbing Crunches

RAY-ELEMENTS: Total Get ups

Shuffle Run Touch down

Big Jump Run back

Immer abwechselnd das Circle-Element mit den Ray-Elementen; 50 Sekunden Worktime und 10 Sekunden Pause

Mountain Climbers

Surfer Turn Jump + Burpee down

TRIANGLE TO THE MAX △

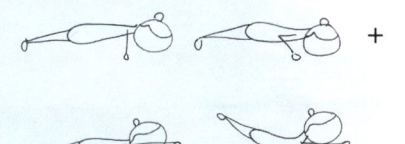

1: Push up Total Let down + Superman

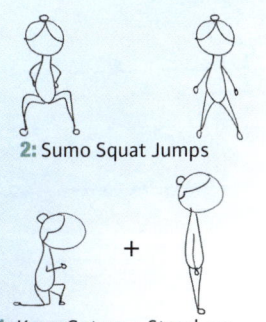

2: Sumo Squat Jumps

1: Knee Get up + Stand-up

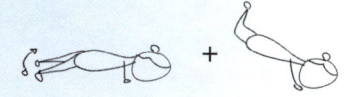

2: 10 × Plank Star Jump + 2 × Donkey Kick

*1: 60 Sekunden Worktime und
2: 40 Sekunden Worktime
Pausen nach zweiter Übung: 30 Sekunden
3 Runden*

31

1. Woche

WORKOUT-BOX

Tag	Workout	Stand
Mo		
Di		
Mi		
Do		
Fr		
Sa		
So		

MONTAG ....

_____
_____
_____
_____
_____
_____

DIENSTAG ....

_____
_____
_____
_____
_____
_____

EINKAUFSLISTE FÜR DIESE WOCHE:

Tipp:
Plane deinen Einkauf für die nächste Woche. Du sparst nicht nur Geld bei einem strukturierten Einkauf, du ernährst dich auch viel gesünder.

MITTWOCH ....

TO DO'S

SAMSTAG ....

DONNERSTAG ....

FREITAG ....

SONNTAG ....

2. Woche

Fitness-Test

Kleiner Kraft-Ausdauer-Test
zu Beginn deiner Reise:
20 Squat Jumps
5 Push-ups
10 Jumping Lunges
5 Burpees
Setze eine Stoppuhr auf
10 Minuten und mache diese
Übungen so oft durch, wie du
kannst.

Mo ....

_____

_____

_____

_____

_____

WIE VIELE RUNDEN
HAST DU GESCHAFFT?

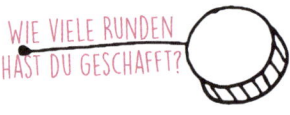

Mi ....

_____

_____

_____

_____

_____

_____

Di ....

_____

_____

_____

_____

_____

TO DO'S

Do ....

_____
_____
_____

_____
_____

Fr ....

_____
_____

_____
_____

Sa ....

_____
_____
_____

_____
_____

WORKOUT-BOX

Tag	Workout	Stand
Mo		
Di		
Mi		
Do		
Fr		
Sa		
So		

So ....

_____
_____
_____

_____
_____

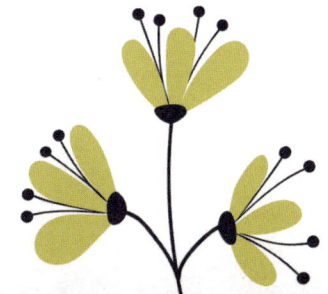

35

Ziele sind wie kleine
Glühwürmchen,
die einem den
Weg leuchten,
wenn wir uns verlaufen haben.

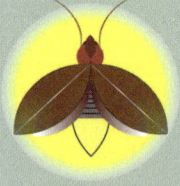

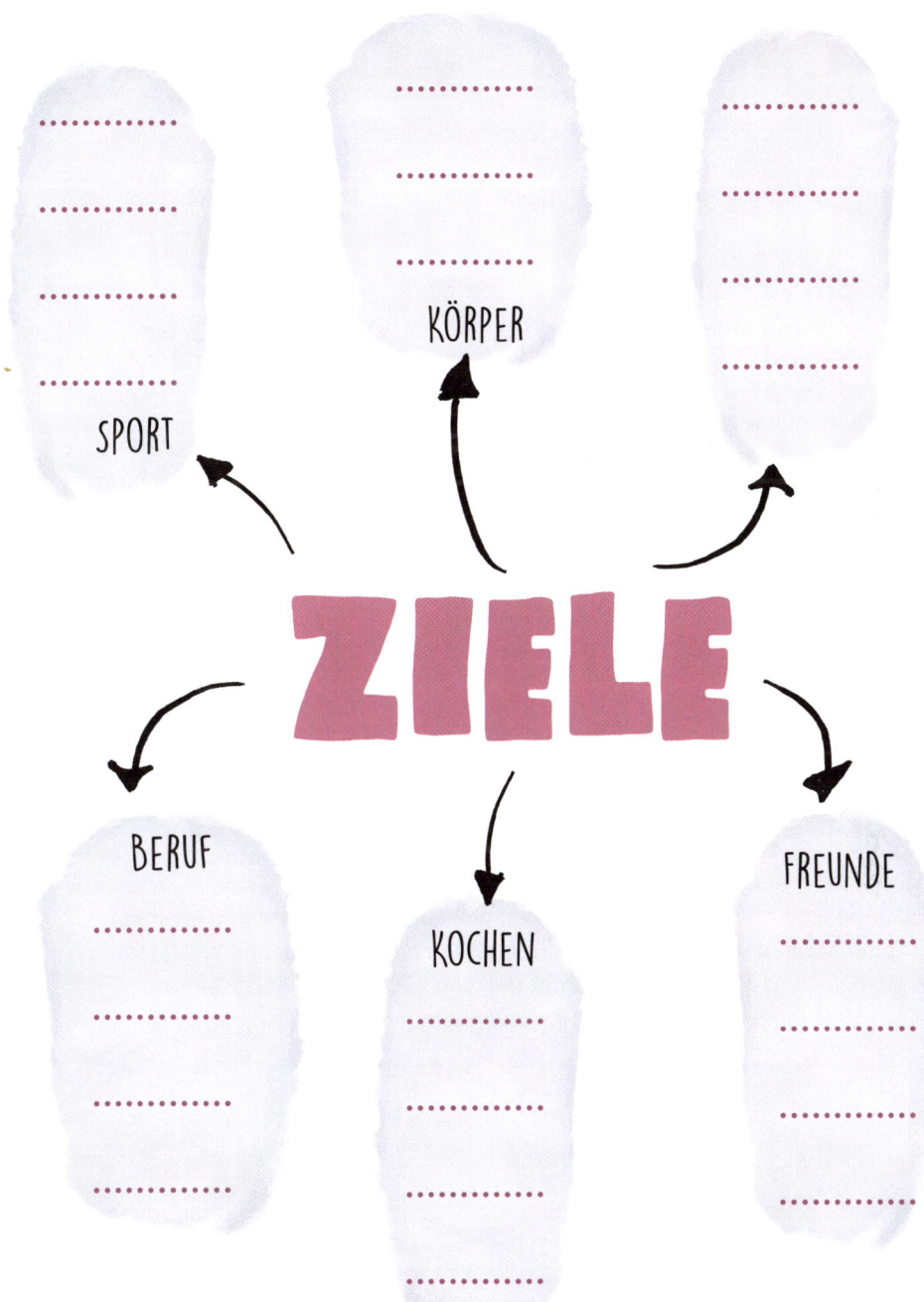

SPORT

KÖRPER

ZIELE

BERUF

KOCHEN

FREUNDE

3. Woche

Beginne deine Woche mit einem GESUNDEN FRÜHSTÜCK

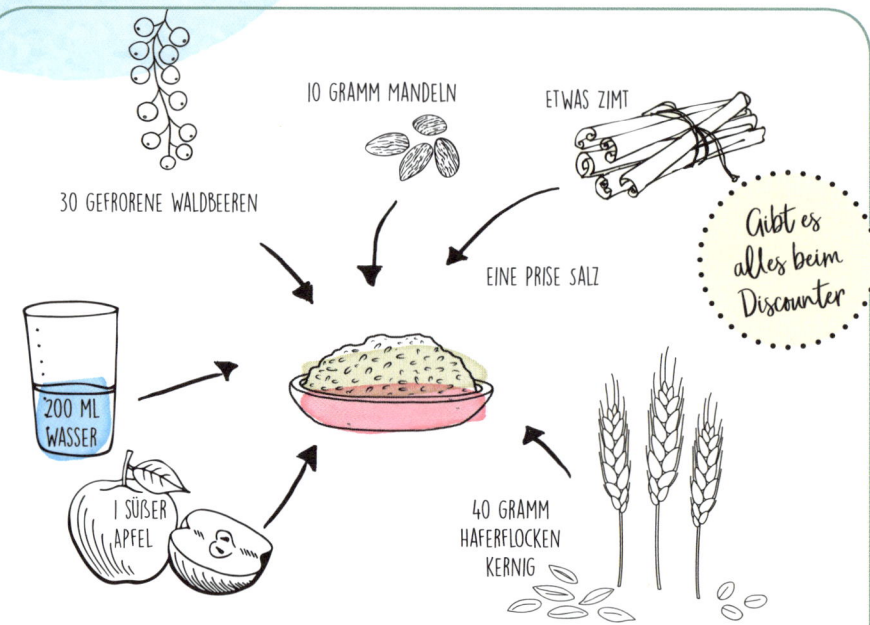

10 GRAMM MANDELN

ETWAS ZIMT

30 GEFRORENE WALDBEEREN

EINE PRISE SALZ

Gibt es alles beim Discounter

200 ML WASSER

1 SÜSSER APFEL

40 GRAMM HAFERFLOCKEN KERNIG

Den Apfel mit Schale klein raspeln.
Haferflocken mit dem Wasser und dem geraspelten Apfelkonfetti in einem Topf erhitzen und so lange auf mittlerer Hitze unter Rühren köcheln lassen, bis ein Brei entsteht. Mit etwas Zimt und einer kleinen Prise Salz abrunden und mit Mandeln und den gefrorenen Waldbeeren garnieren.

Nährwerte für eine Person (alle aufgeführten Zutaten): Kalorien 287, Kohlenhydrate 39 g, Fette 8 g, Eiweiß 7 g

DEIN FRÜHSTÜCK		BRÖTCHEN MIT NUTELLA
326 kcal	Kalorien	341 kcal
49 g	Kohlenhydrate	43 g
7 g	Protein	7 g
8 g	Fett	15 g

Scheint gleich zu sein? Ist es aber nicht. Unser Körper braucht nicht nur Makronährstoffe (Kohlenhydrate, Eiweiß und Fett), sondern auch ganz viele Mikronährstoffe wie Vitamine, Mineralstoffe und Spurenelemente. Erst wenn wir genug Ballaststoffe durch Vollkornprodukte und Mikronährstoffe aufnehmen, kann unser Körper gesund arbeiten und Leistung erbringen.

TO DO'S

DONNERSTAG ....

· ·
· ·
· ·
· ·

MONTAG ....

· ·
· ·
· ·
· ·

FREITAG ....

· ·
· ·
· ·
· ·

DIENSTAG ....

· ·
· ·
· ·
· ·

SAMSTAG ....

· ·
· ·
· ·
· ·

MITTWOCH ....

· ·
· ·
· ·
· ·

SONNTAG ....

· ·
· ·
· ·

Trink-Tracker

Wie viel sollte man ungefähr trinken?
Ca. 35 ml pro Kilogramm Körpergewicht
Rechne es dir selbst aus:

$$35 \text{ ML} \times \underline{} \# = \underline{} \text{ ML}$$

PS: Da wir viel Sport treiben und viel schwitzen, kann das auch gerne mal 1 Liter mehr sein ;).
Du solltest versuchen, 2–3 Liter Wasser oder ungesüßten Tee zu trinken. Cola und Co. zählen nicht!

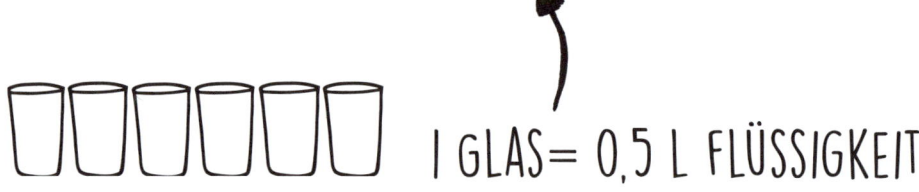

I GLAS = 0,5 L FLÜSSIGKEIT

Male für je 0,5 l Flüssigkeit ein Glas aus.

5 GRÜNDE, WARUM MAN MEHR TRINKEN SOLLTE:

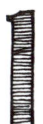 Wenn du kaltes Wasser trinkst, wird der Stoffwechsel angekurbelt.

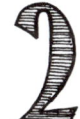 Schöne Haut kommt von innen. Und dazu braucht sie viel Wasser.

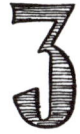 Organe wie Nieren & Co. brauchen Wasser, um mögliche Schadstoffe aus dem Körper zu spülen.

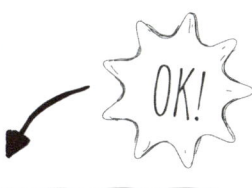

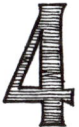 Mundgeruch hat auch damit zu tun, dass viele Menschen zu wenig trinken.

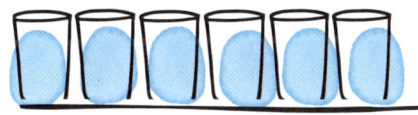

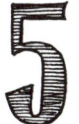 Wenn wir Lust auf Süßes haben, ist oft Durst der eigentliche Grund.

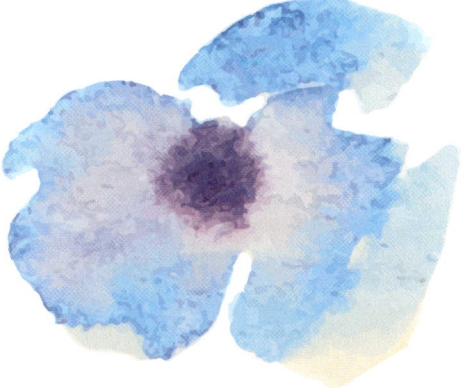

4. Woche

WORKOUT-BOX

Tag	Workout	Stand
Mo		
Di		
Mi		
Do		
Fr		
Sa		
So		

Montag ....

-
-
-
-

Mittwoch ....

-
-
-
-

Dienstag ....

-
-
-
-

Trink-Aufgabe für die Woche: Male die Gläser aus, die du am Tag getrunken hast. Ein Glas steht für ½ Liter.

TO DO'S

Donnerstag ....

-
-
-
-

Samstag ....

-
-
-
-

Freitag ....

-
-
-
-

Sonntag ....

-
-
-
-

Workouts

SNAIL THE TAIL

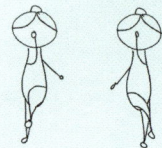

30 × Elbow to Knee

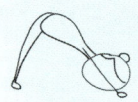 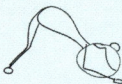

10 × Shoulder Push-up

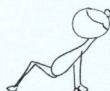 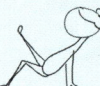

20 × Crab Foot Throw up

 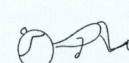

10 × Doggy Tricep

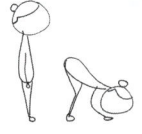 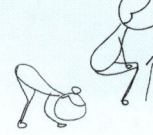

10 × ½ Burpee Tuck Jump

Nach jeder Runde
c. 30 Sekunden
Pause

THE SQUARE

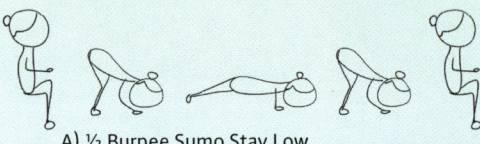

A) ½ Burpee Sumo Stay Low

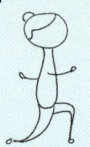

B) Lunge Low Change

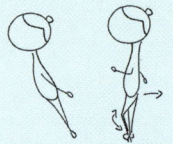

C) Big Jump Run back

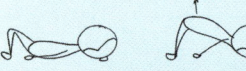

D) Hip Lift

40 Sekunden
Worktime und
10 Sekunden Pause

Kombination
A + B
C + D
B + D
A + C

Woche 5-8

WINDMILL EXTREME

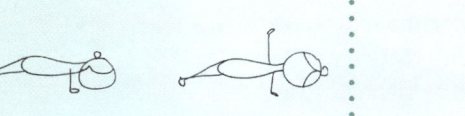

CIRCLE-ELEMENT: Plank Side Reach

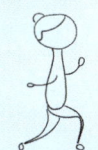

RAY-ELEMENTS: Running Man

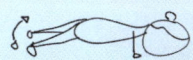

Plank In and out Jumps

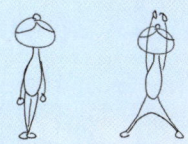

Hampelmann

Immer abwechselnd das Circle-Element mit den Ray-Elementen; 50 Sekunden Worktime und 10 Sekunden Pause

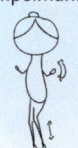

Fake Jumping Rope

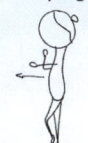

Running Punches

TRIANGLE TO THE MAX △

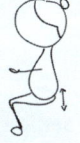

1: Puls Squats

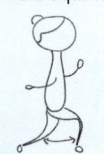

2: Jumping Lunges

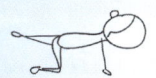

1: Doggy back Lift (L+R)

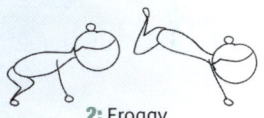

2: Froggy

1: 60 Sekunden Worktime und 2: 40 Sekunden Worktime Pausen nach zweiter Übung: 30 Sekunden 3 Runden

5. Woche

Der unterschätzte Power-Knödel kann mehr,
als viele wissen.
Nicht nur liefern 100 g Kartoffel nur 69 kcal, sie ist
auch voll von Mineralstoffen, Vitaminen und sekun-
dären Pflanzenstoffen. Und glaub mir, an der Kartoffel
kannst du dich bedenkenlos satt essen : D.

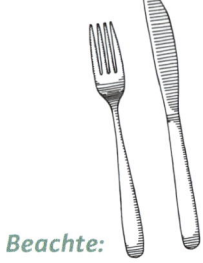

Beachte:
Pommes und Co.
sind aufgrund des
Frittierens leider
oft nicht mehr
kalorienarm.

KARTOFFELSUPPE

KARTOFFELSALAT

....

SALZKARTOFFELN

KARTOFFELBREI

KARTOFFELAUFLAUF

....

OFENKARTOFFEL

....

KARTOFFEL-WEDGES AUS DEM OFEN

Tag	Workout	Stand
Mo		
Di		
Mi		
Do		
Fr		
Sa		
So		

WORKOUT-BOX

To Do's

Donnerstag ....
-
-
-
-

Montag ....
-
-
-
-

Freitag ....
-
-
-
-

Dienstag ....
-
-
-
-

Samstag ....
-
-
-
-

Mittwoch ....
-
-
-
-

Sonntag ....
-
-
-
-

47

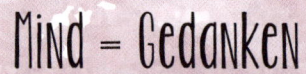

Mind = Gedanken

Spirit = Geist

Yoga
=
Yoga

Body = Körper

Sonnengruß

Finde in der kommenden Woche Zeit für dich, in der nur du und deine Seele wichtig sind. In dieser hektischen Welt kann der Geist nur dann Ruhe finden, wenn wir lernen, ihm zuzuhören.

1. TADASANA
2. BERG
3. VORBEUGE
4. GERADER RÜCKEN
5. BRETT
6. KOBRA
7. HERABSCHAUENDER HUND
8. GERADER RÜCKEN
9. VORBEUGE
10. BERG
11. SAMASTHITI

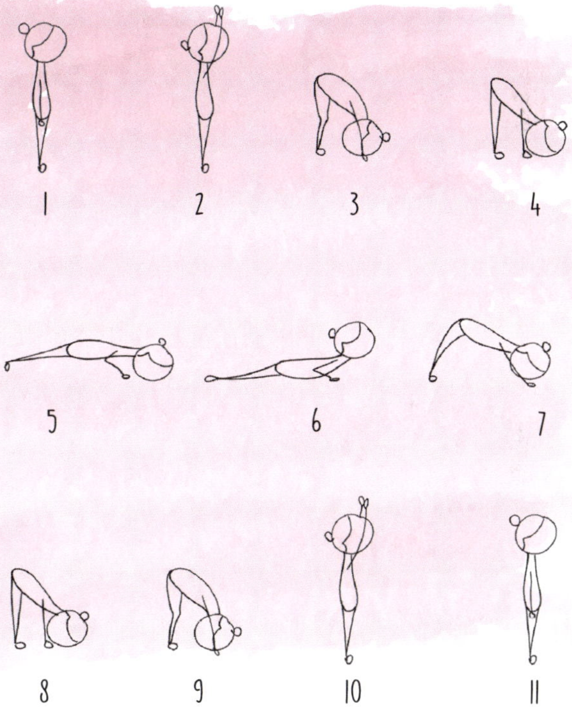

Zünde eine Kerze an, lege deine Lieblingsmusik ein, roll deine Matte aus und probiere einfach den Sonnengruß. 3–4-mal wiederholen.

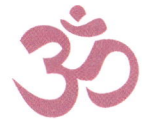

6. Woche

Das Leben ist zu kurz, um sich nicht selbst zu loben.
Also schreibe mal 3 Eigenschaften auf, die du an dir
einfach toll findest:

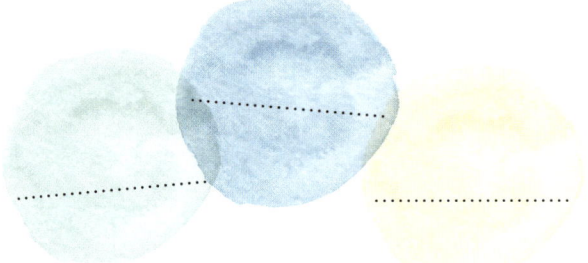

WORKOUT-BOX

Tag	Workout	Stand
Mo		
Di		
Mi		
Do		
Fr		
Sa		
So		

ENDSPURT FÜR DIE WOCHE!

Ein kleiner cremiger Power-Smoothie für den Morgen gefällig?

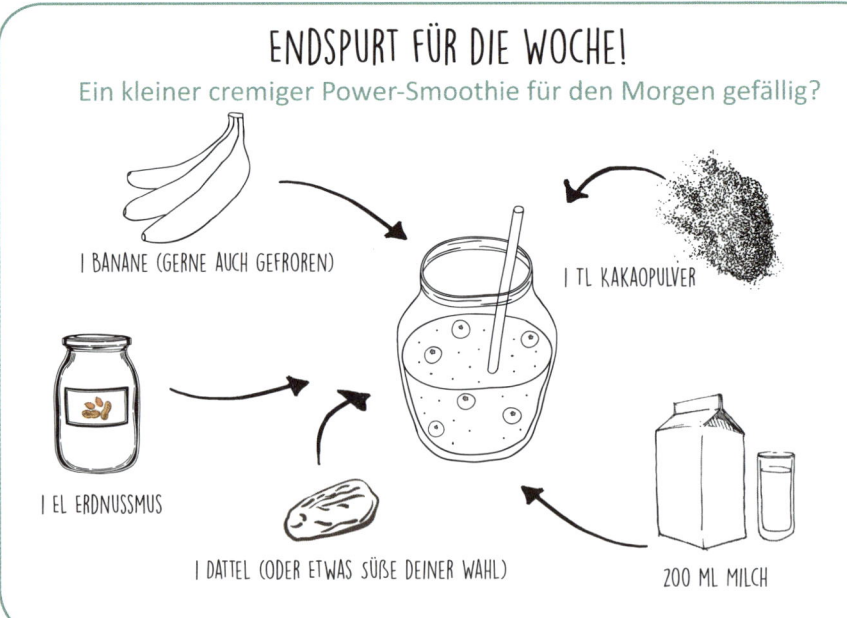

1 BANANE (GERNE AUCH GEFROREN)

1 TL KAKAOPULVER

1 EL ERDNUSSMUS

1 DATTEL (ODER ETWAS SÜßE DEINER WAHL)

200 ML MILCH

Nährwerte für eine Person (alle aufgeführten Zutaten): Kalorien 302,
Kohlenhydrate 41 g, Fette 9 g, Eiweiß 12 g

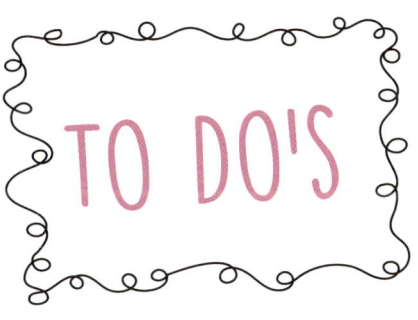
TO DO'S

Donnerstag ....
....
....
....

Montag ....
....
....
....

Freitag ....
....
....
....

Dienstag ....
....
....
....

Samstag ....
....
....
....

Mittwoch ....
....
....
....

Sonntag ....
....
....
....

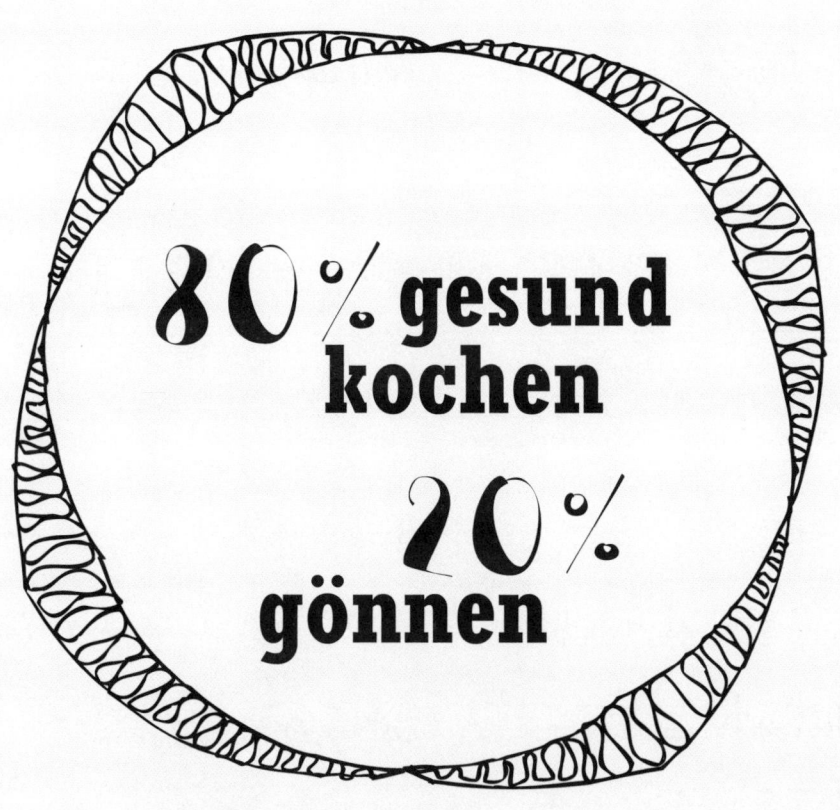

80 % gesund kochen

20 % gönnen

Kochplan

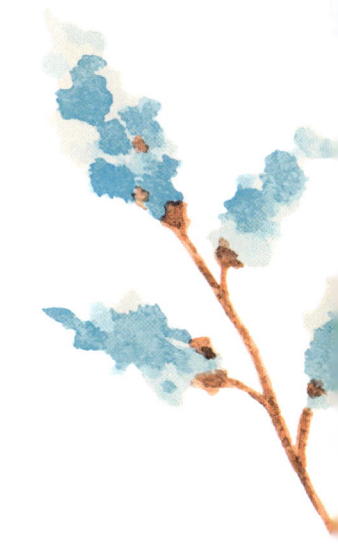

Planung ist das halbe Leben. ☺
Überleg dir am besten schon jetzt, was du nächste Woche alles kochen willst. Das schont nicht nur den Geldbeutel, sondern schützt dich vor ungesunden Heißhungeratta-cken. (Gesunde Lebensmittel mit kleinen Gerichtideen findest du auf Seite 38, 46, 50, 54, 62, 68, 78, 94, 98, 114, 126, 148, 149, 164, 178, 179, 202.)

MONTAG
_____

DIENSTAG
_____

MITTWOCH
_____

DONNERSTAG
_____

FREITAG
_____

SAMSTAG
_____

SONNTAG
_____

7. Woche

Plane diese Woche bewusst eine kleine Joggingrunde von 30 Minuten ein. Dabei ist es nicht wichtig, wie schnell du bist oder ob du alles durchsprintest oder ein Stück nur schnell zu Fuß gehst. Frische Luft kann auch etwas sehr Meditatives sein. Also schnapp dir deine Lieblingsmusik, die richtigen Klamotten und los geht's.

WORKOUT-BOX

Tag	Workout	Stand
Mo		
Di		
Mi		
Do		
Fr		
Sa		
So		

KINOABEND—SNACK

Kirchererbsen sind für viele eine noch etwas außergewöhnliche Hülsenfrucht. Dabei sind sie nicht nur voll mit Protein, sondern vor allem auch so vielseitig einsetzbar. Probiere doch beim nächsten Serienmarathon mal Kichererbsen als Chips-Ersatz:

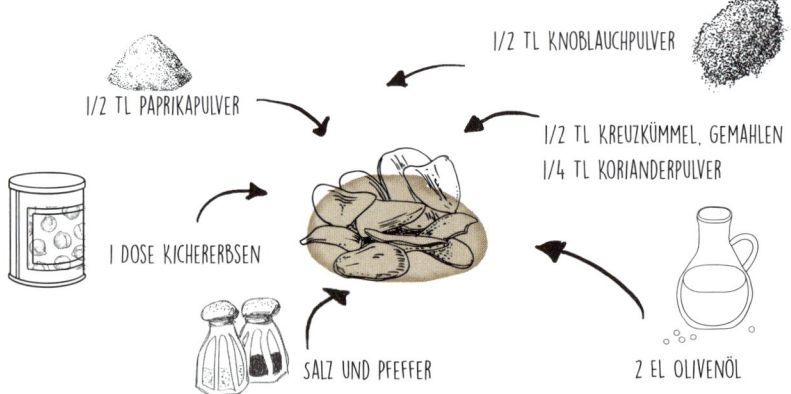

1/2 TL PAPRIKAPULVER

1/2 TL KNOBLAUCHPULVER

1/2 TL KREUZKÜMMEL, GEMAHLEN
1/4 TL KORIANDERPULVER

1 DOSE KICHERERBSEN

SALZ UND PFEFFER

2 EL OLIVENÖL

Die Kirchererbsen gut abwaschen und trockentupfen. Danach alle Zutaten miteinander vermischen und auf ein Backblech verteilen. Für 15 Minuten bei 250 Grad Ober-/Unterhitze in den Backofen geben. Tadaaa! Leckere Kichererbsen-Crunchies.

Nährwerte für eine Person (alle aufgeführten Zutaten): Kalorien 379, Kohlenhydrate 27 g, Fette 21 g, Eiweiß 11 g

Mo ...... ☐☐☐☐☐

_____
_____
_____
_____

Fr .... ☐☐☐☐☐

_____
_____
_____

Di .... ☐☐☐☐☐

_____
_____
_____
_____

Sa .... ☐☐☐☐☐

_____
_____
_____
_____

Mi .... ☐☐☐☐☐

_____
_____
_____
_____

So .... ☐☐☐☐☐

Do .... ☐☐☐☐☐

_____
_____
_____
_____

8. Woche

WORKOUT-BOX

Tag	Workout	Stand
Mo		
Di		
Mi		
Do		
Fr		
Sa		
So		

Montag ....

-
-
-
-

Mittwoch ....

-
-
-
-

Dienstag ....

-
-
-
-

LIEBLINGSÜBUNG

ABSOLUTE-#%$& ÜBUNG

Und jetzt blättre um, um zu schauen, ob die
eine oder die andere Übung in den Workouts
der nächsten Wochen dabei ist ;)

56

Donnerstag ....

-
-
-
-

Samstag ....

-
-
-
-

Freitag ....

-
-
-
-

Sonntag ....

-
-
-
-

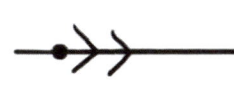

Tipp: Schon wieder eine etwas stressige Woche?
Versuch mal, mit dem Sonnengruß oder einem
Workout in den Morgen zu starten. Stress ist nicht
nur ungesund, sondern hindert deinen Körper aufgrund des Hormons Kortisol, effektiv abzunehmen.

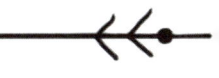

Workouts

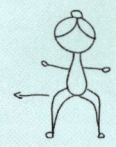 SNAIL THE TAIL

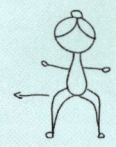

Side Walk

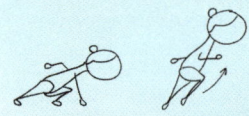

Sprinter

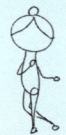 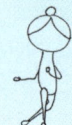

Curtsy Lunge

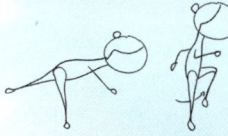

Scale Hop (L+R)

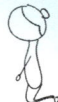

Lean back

Jede Übung 40 Sekunden und nach jeder absolvierten Runde 30 Sekunden Pause

THE SQUARE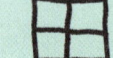

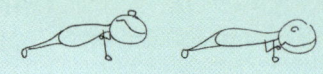

A) Commandos

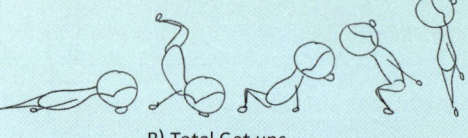

B) Total Get ups

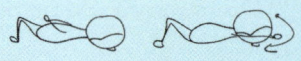

C) Around the World Crunch

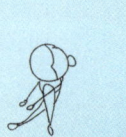 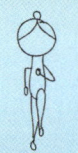

D) Shuffle Run Touch down

Jedes Paket (z. B. A+B oder C+D) 10 Wiederholungen pro Übung und anschließend 20 Sekunden Pause

58

Woche 9-12

✖ WINDMILL EXTREME

TRIANGLE TO THE MAX △

CIRCLE-ELEMENT:
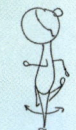
Heel Touch

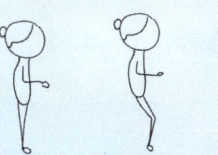
1: 3 Level Puls Squats

RAY-ELEMENTS:
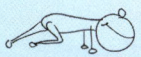
Mountain Climber

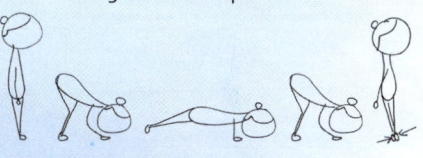
2: ½ Burpee Leg Clap

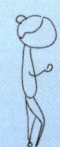
Running on the Spot

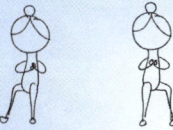
1: Squat Side Step

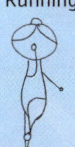 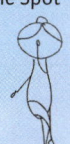
Elbow to Knee

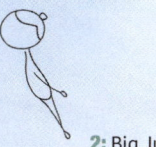 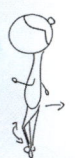
2: Big Jumps

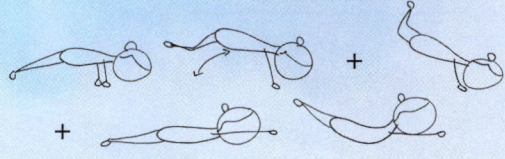
Jump over Plank + 5 × Donkey Kick
+ 5 × Superman

1: 60 Sekunden Worktime und
2: 40 Sekunden Worktime
Pausen nach zweiter Übung: 30 Sekunden
3 Runden

Immer abwechselnd das Circle-
Element mit den Ray-Elementen;
50 Sekunden Worktime und
10 Sekunden Pause

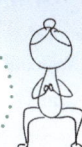 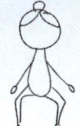
Sumo Hops

9. Woche

WORKOUT-BOX

Tag	Workout	Stand
Mo		
Di		
Mi		
Do		
Fr		
Sa		
So		

MONTAG ....

_____
_____
_____
_____
_____

MITTWOCH ....

_____
_____
_____
_____

DIENSTAG ....

_____
_____
_____
_____

3 TIPPS GEGEN HEISSHUNGER

Trinke ein großes Glas Wasser – wir verwechseln oft Durst mit Hunger auf Süßes.
Lenke dich mit einem Spaziergang oder einer anderen körperlichen Betätigung ab.
Bitterstoffe helfen immer. Iss ein kleines Stück. Zartbitterschokolade oder trinke einen Kaffee.

TO DO'S

DONNERSTAG ....

SAMSTAG ....

FREITAG ....

SONNTAG ....

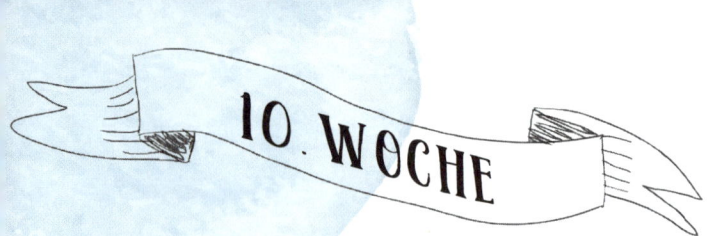

10. WOCHE

Warum Muskeln kleine Helferlein sind: Mehr Muskelmasse führt dazu, dass wir unseren Grundumsatz erhöhen. D. h., wir verbrauchen mehr Kalorien beim Nichtstun ;). Somit passt dann das ein oder andere Eis mehr in die Woche.

PS: Keine Angst, auch mit mehr Muskelmasse und mehr Push-ups wirst du nicht mit unserem Training aussehen wie ein Bodybuilder : D.

Damit die Muskeln auch genügend Futter haben, müssen wir auch reichlich Protein zu uns nehmen. Probiere doch mal diese super einfache PROTEIN-BOWL (reicht für 2):

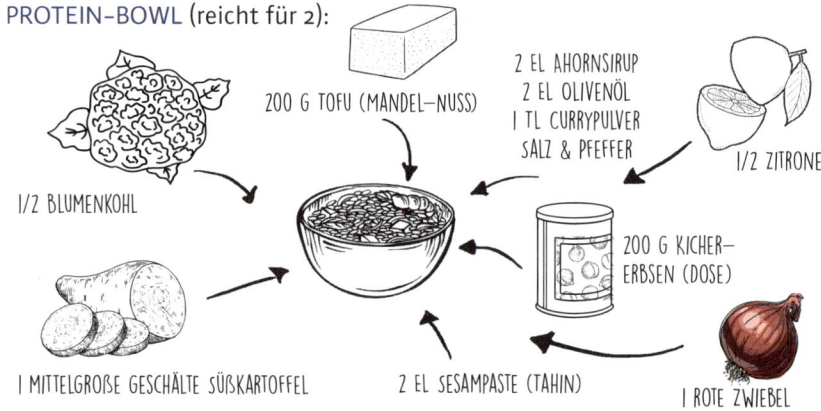

1/2 BLUMENKOHL

200 G TOFU (MANDEL-NUSS)

2 EL AHORNSIRUP
2 EL OLIVENÖL
1 TL CURRYPULVER
SALZ & PFEFFER

1/2 ZITRONE

1 MITTELGROßE GESCHÄLTE SÜßKARTOFFEL

2 EL SESAMPASTE (TAHIN)

200 G KICHER-ERBSEN (DOSE)

1 ROTE ZWIEBEL

Die Kichererbsen abwaschen und trockentupfen. Den Blumenkohl in kleine Röschen unterteilen. Die Süßkartoffel, Zwiebel und den Tofu in kleine Würfel schneiden. Kichererbsen, Zwiebel, Blumenkohl, Tofu und Süßkartoffel mit dem Olivenöl, Ahornsirup, Pfeffer, Salz und Currypulver gut vermischen und für 20 Minuten in den vorgeheizten Backofen (200 Grad Ober-/Unterhitze) geben. Währenddessen den Babyspinat waschen und die Soße vorbereiten (Sesampaste, Zitronensaft, Salz, Pfeffer, Wasser, Ahornsirup vermengen). Anschließend Gemüse-Tofu-Mischung aus dem Ofen holen und mit dem Spinat in einer Schüssel servieren und abschließend die Soße darübergeben.
Tipp: Frischen Koriander dazugeben.

Nährwerte für eine Person (1/2 der aufgeführten Zutaten): Kalorien 678, Kohlenhydrate 67 g, Fette 30 g, Eiweiß 27 g

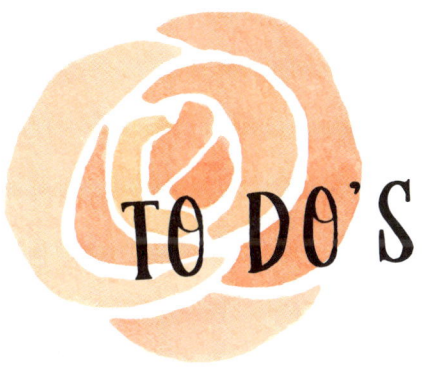

TO DO'S

Donnerstag ....

☐
☐
☐
☐
☐

Montag ....

☐
☐
☐
☐
☐

Freitag ....

☐
☐
☐
☐
☐

Dienstag ....

☐
☐
☐
☐
☐

Samstag ....

☐
☐
☐
☐
☐

Mittwoch ....

☐
☐
☐
☐
☐

Sonntag ....

☐
☐
☐
☐
☐

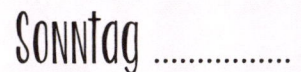
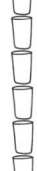
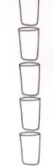
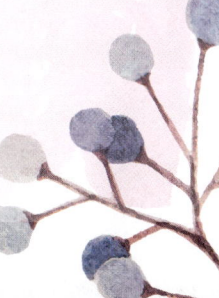

Buddha
Bowls

erinnern uns daran,

das Leben **BUNT**

zu gestalten.

Bastel dir deine eigene
Buddha Bowl

KOHLENHYDRATE:

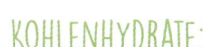

Vollkornnudeln, Vollkornreis,
Quinoa, Amaranth, Kartoffeln,
Süßkartoffeln, Hülsenfrüchte

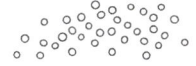

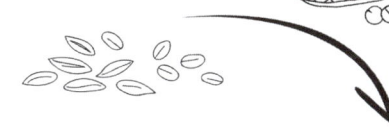

GRÜNZEUG:

Spinat, Rucola, Minze,
Koriander

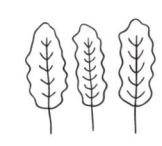
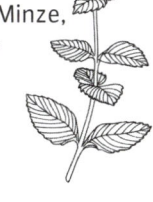

PROTEINE:

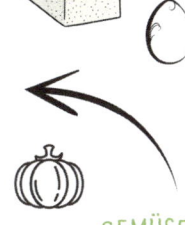

Fettarmes Bio–Fleisch, Hülsenfrüchte, Tofu, Tempeh, Bio–Eier

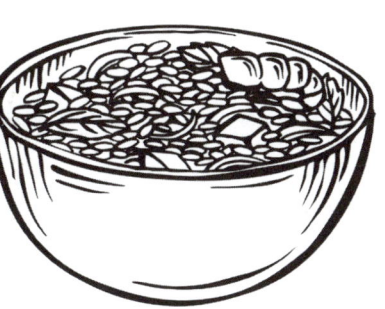

EXTRA:

Nüsse, Avocado, Beeren

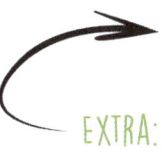

GEMÜSE:

Alles, was du möchtest

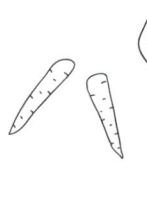
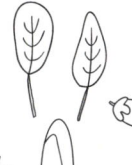
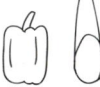
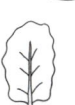

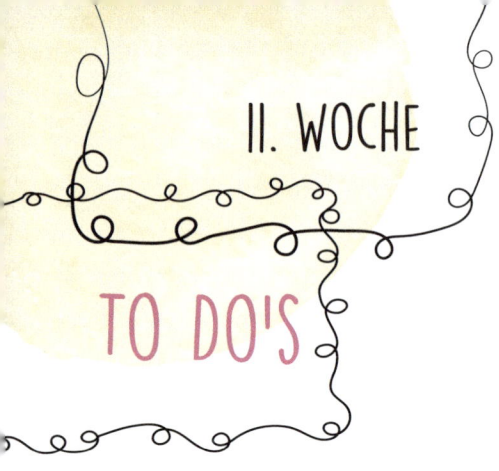

II. WOCHE

TO DO'S

Tag	Workout	Stand
Mo		
Di		
Mi		
Do		
Fr		
Sa		
So		

WORKOUT-BOX

Montag ....

....

....

....

Dienstag ....

....

....

....

Mittwoch ....

....

....

....

Donnerstag ....

....

....

....

Freitag ....

....

....

....

Workout
SELBST ZUSAMMENSTELLEN

Yeeayyy! Wochenende!! Jetzt bist du am Zug.
Stelle dein erstes eigenes kleines Workout zusammen,
um dein Sportlerherz noch mehr anzutreiben.
(Immer abwechselnd ein grünes Cardio-Element und
ein rotes Kraft-Element)

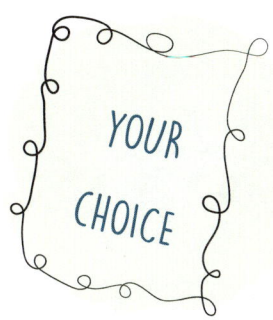

YOUR
CHOICE

Squat Jumps
Jumping Jacks
Shuffle Run Touch Down
Sprinter
Elbow to Knee
Donkey Kicks

Commandos
Around the World
Superman
Plank Side Reach
Hip Dip
Plank
Push ups
Lean back

Wähle 5 Übungen aus. Intervall
auf 40 Sekunden Worktime und
10 Sekunden Pause setzen und
das Ganze 2-mal durchziehen.

MEIN WORKOUT

Samstag ....

Sonntag ....

12. Woche

WORKOUT-BOX		
Tag	Workout	Stand
Mo		
Di		
Mi		
Do		
Fr		
Sa		
So		

PROTEIN-SANDWICH

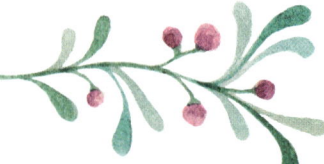

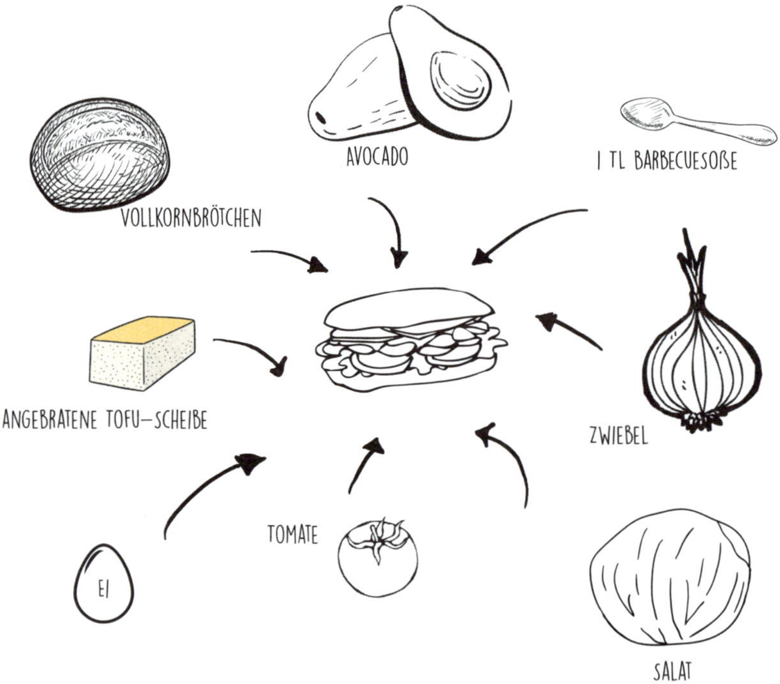

VOLLKORNBRÖTCHEN

AVOCADO

1 TL BARBECUESOßE

ANGEBRATENE TOFU-SCHEIBE

ZWIEBEL

EI

TOMATE

SALAT

Nährwerte für eine Person (alle aufgeführten Zutaten): Kalorien 572, Kohlenhydrate 43 g, Fette 27 g, Eiweiß 29 g

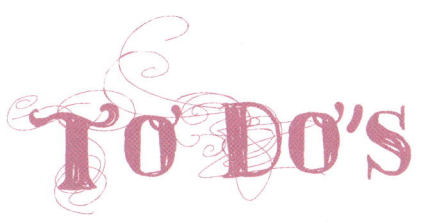

TO DO'S

Do ....

Mo ....

Fr ....

Di ....

Sa ....

Mi ....

So ....

Workouts

SNAIL THE TAIL

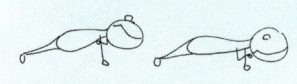

Commandos

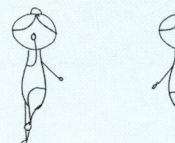

Elbow to Knee

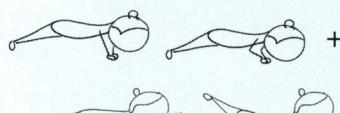 +

2 × Tricep Push up + 4 × Superman

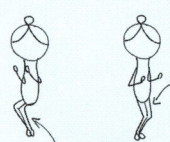

Side Hop

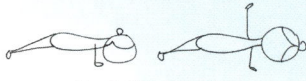

Plank Side Reach

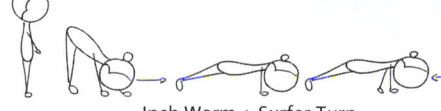

Inch Worm + Surfer Turn

+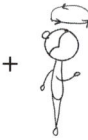

Jede Übung 50 Sekunden und nach jeder absolvierten Runde 60 Sekunden Pause

THE SQUARE

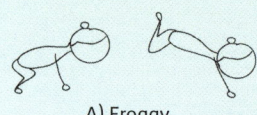

A) Froggy

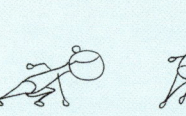

B) Sprinter

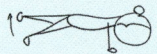

C) Plank back Kick

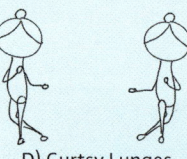

D) Curtsy Lunges

Jedes Paket (z. B. A+B oder C+D) 30 Sekunden pro Übung und anschließend 20 Sekunden Pause

Kombination

A + B
D + A
C + B
D + C

70

Woche 13-16

✖ WINDMILL EXTREME | TRIANGLE TO THE MAX △

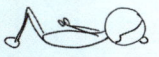

CIRCLE-ELEMENT: Crunches

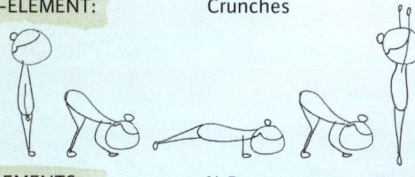

RAY-ELEMENTS: ½ Burpee

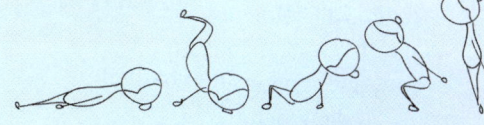

Total Get ups

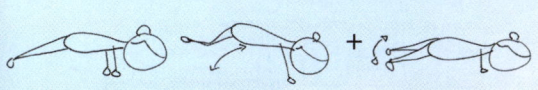 +

4 × Jump over Plank + 4 × Plank Star Jumps

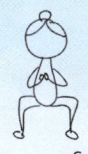

Sumo Hops

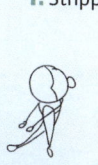

1: Stripper Push up

2: Shuffle Run Touch down

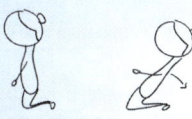

1: Lean back

2: Big Jump Run back

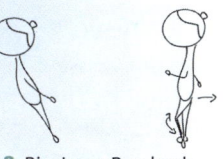

1: V-Crunch

2: ½ Burpee + Hip Dips

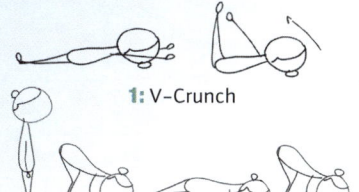 +

Immer abwechselnd das Circle-Element mit den Ray-Elementen:
50 Sekunden Worktime und
10 Sekunden Pause

1: 60 Sekunden Worktime und
2: 40 Sekunden Worktime
Pausen nach zweiter Übung:
30 Sekunden
2 Runden

13. Woche

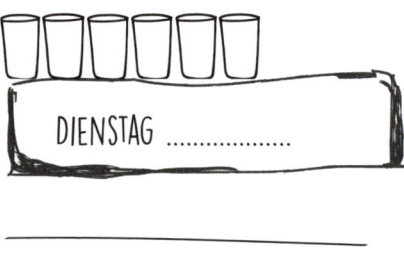

WORKOUT-BOX

Tag	Workout	Stand
Mo		
Di		
Mi		
Do		
Fr		
Sa		
So		

Woow! Du hast schon 12 Wochen durchgepowert! Kleiner Test

MONTAG ....

_____
_____
_____
_____

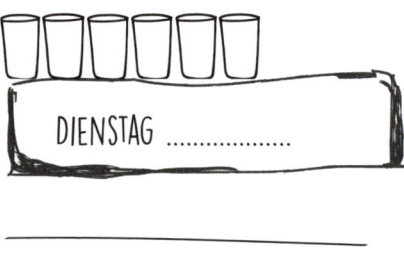

Blätter zurück zur
2. Woche und wiederhole
den Fitness-Test.
Und schreib dir auf
jeden Fall deine neue
Wiederholungsanzahl auf.
Und jetzt einen guten Start
in die Woche!

DIENSTAG ....

_____
_____
_____
_____
_____

MITTWOCH ....

_____
_____
_____
_____
_____

TO DO'S

DONNERSTAG ....

SAMSTAG ....

FREITAG ....

SONNTAG ....

Kleine Freuden beleben das Herz.
Also gönn dir dieses Wochenende ruhig was!

Chakra-Log

Finde mehr über dich heraus. Yogis glauben fest daran, dass die Lebensenergie Prana uns fest umgibt. Wenn Prana im Körper fließen kann und richtig geleitet wird, kann der Mensch nicht nur innerlich Ruhe finden, sondern auch seine Stärken nach außen zeigen. Die Zentren der in uns durch Energielaufbahnen fließenden Lebensenergie nennt man Chakren. 7 Chakren trägt jeder Mensch in sich, und jedes Chakra steht für spezielle Stärken. Nur wenn das Chakra ausgeglichen und offen ist, kann das Prana hier ungestört fließen.

FREI VON ÄNGSTEN
<>
FRUSTRIERT & DEPRESSIV

MINIMALISTISCH GLÜCKLICH
<>
AUTORITÄR & MANIPULIEREND

ZUFRIEDEN IM HIER UND JETZT
<>
SCHÜCHTERN & INKONSEQUENT

HILFSBEREIT & POSITIV STRAHLEND
<>
PARANOID & ÄNGSTLICH

SPONTAN & SELBSTLIEBEND
<>
URTEILEND & UNKONTROLLIERT

KREATIV & FREUNDLICH
<>
LETHARGISCH & GEFÜHLSKALT

GEERDET UND ZENTRIERT
<>
EGOISTISCH & ÜBERHEBLICH

Chakra-Log-Übung

Füge nun du selbst die Eigenschaften bei den Chakren ein, die du für dich bereits ausleben und fühlen kannst. Dabei geht es nicht darum, nur Positives zu erkennen, sondern in dich reinzuhören, was du selbst verspürst.

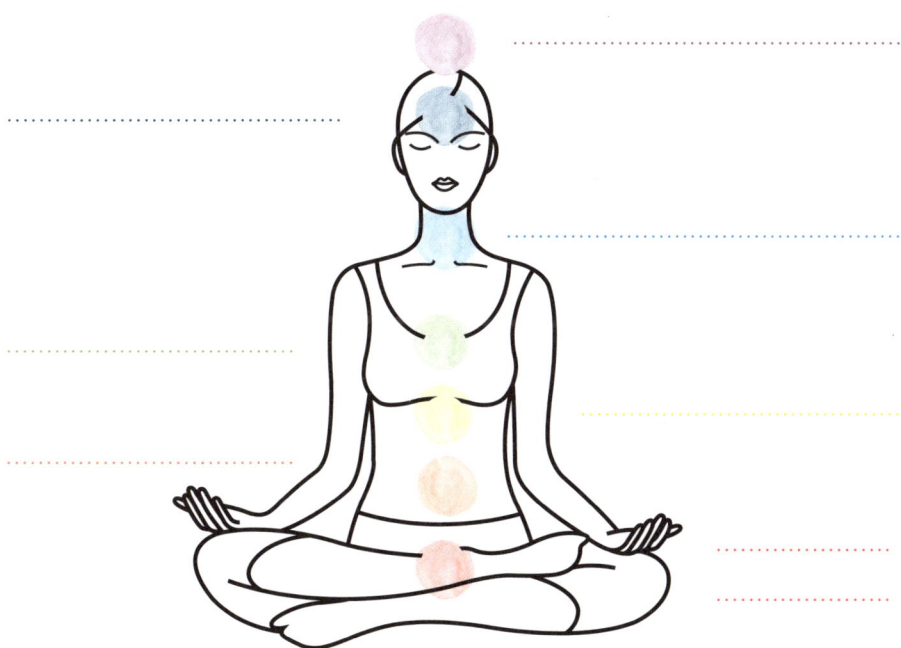

14. WOCHE

Tag	Workout	Stand
Mo		
Di		
Mi		
Do		
Fr		
Sa		
So		

WORKOUT-BOX

Starte erholt und positiv in die neue Woche.
Da du bereits den etwas leichteren Sonnengruß
nach der 5. Woche fleißig gemacht hast, ist es an
der Zeit, den Gruß zu intensivieren und deine noch
verschlossenen Chakren weiter zu öffnen. Also Matte
schnappen, Musik einlegen und 10–15 Minuten in dich
kehren.

1. BLITZ

2. VORBEUGE

3. GERADER RÜCKEN

4. BRETT

5. HERAUFSCHAUENDER HUND

6. HERABSCHAUENDER HUND

7. GERADER RÜCKEN

8. VORBEUGE

9. BLITZ

10. SAMASTHITI

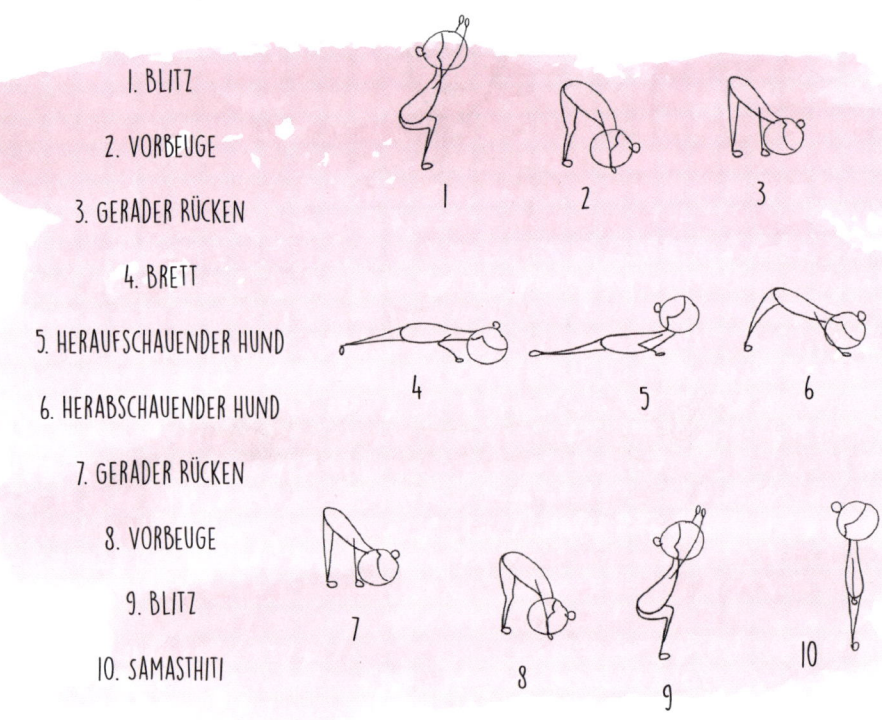

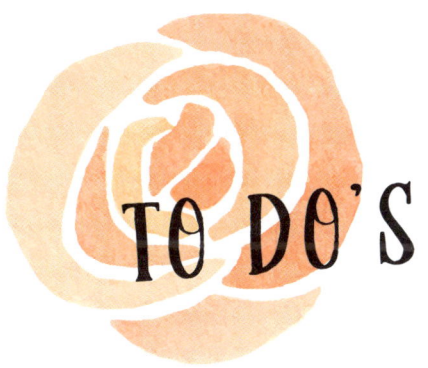

TO DO'S

Donnerstag ....
- ☐
- ☐
- ☐
- ☐
- ☐
- ☐

Montag ....
- ☐
- ☐
- ☐
- ☐
- ☐

Freitag ....
- ☐
- ☐
- ☐
- ☐
- ☐

Dienstag ....
- ☐
- ☐
- ☐
- ☐
- ☐

Samstag ....
- ☐
- ☐
- ☐
- ☐
- ☐

Mittwoch ....
- ☐
- ☐
- ☐
- ☐
- ☐

Sonntag ....
- ☐
- ☐
- ☐
- ☐

15. Woche

WORKOUT-BOX

Tag	Workout	Stand
Mo		
Di		
Mi		
Do		
Fr		
Sa		
So		

VORKOCHEN FÜR DIE KOMMENDE WOCHE MIT EINEM SCHNELLEN ONE-POT-GERICHT:

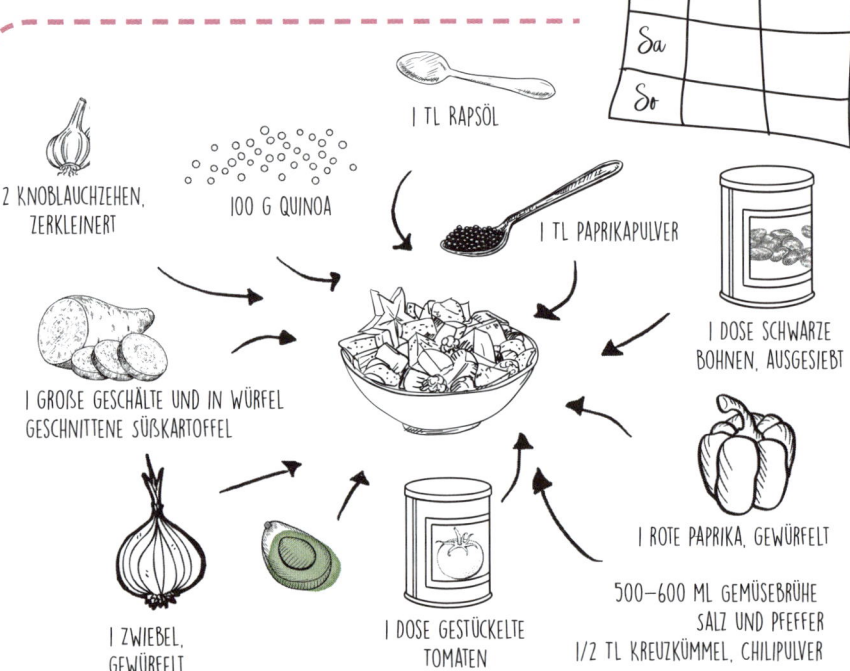

2 KNOBLAUCHZEHEN, ZERKLEINERT

100 G QUINOA

1 TL RAPSÖL

1 TL PAPRIKAPULVER

1 DOSE SCHWARZE BOHNEN, AUSGESIEBT

1 GROSSE GESCHÄLTE UND IN WÜRFEL GESCHNITTENE SÜSSKARTOFFEL

1 ZWIEBEL, GEWÜRFELT

1 DOSE GESTÜCKELTE TOMATEN

1 ROTE PAPRIKA, GEWÜRFELT

500–600 ML GEMÜSEBRÜHE
SALZ UND PFEFFER
1/2 TL KREUZKÜMMEL, CHILIPULVER

Einen großen Topf erhitzen und die Zwiebel mit dem Knoblauch scharf anbraten. Das Quinoa, die Süßkartoffel und die Paprikastücke dazugeben. Die Gewürze ebenfalls kurz mit anbraten. Anschließend mit der Gemüsebrühe ablöschen und die Bohnen und die Tomaten ebenfalls in den Topf geben. Aufkochen lassen und anschließend bei geschlossenem Topf für 40–45 Minuten köcheln lassen.

Zum Garnieren Limettensaft, Petersilie und Avocado-Stücke drübergeben. Schmeckt aufgewärmt am nächsten Tag fast noch besser!

NACH BELIEBEN NOCH PETERSILIE, LIMETTE UND AVOCADO DAZUGEBEN

Nährwerte für eine Person (1/2 der aufgeführten Zutaten): Kalorien 605, Kohlenhydrate 108 g, Fette 6 g, Eiweiß 21 g

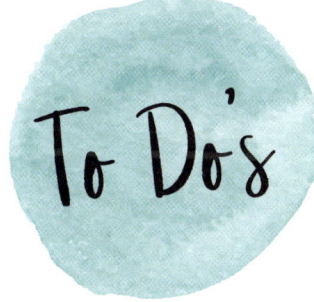

To Do's

Donnerstag ....
-
-
-
-

Montag ....
-
-
-
-

Dienstag ....
-
-
-
-

Mittwoch ....
-
-
-
-

Freitag ....
-
-
-

Samstag ....
-
-
-

Sonntag ....
-
-
-

Das ist deine Erinnerung daran, dass du alles packen kannst, was die Woche dir an den Kopf wirft.

Sleep-Log

Schläfst du auch genug? Genug erholsamer Schlaf ist nicht nur für dein
Wohlbefinden wichtig, sondern auch für die Regeneration nach dem Sport.
Trage die nächsten 4 Wochen mal deinen Schlafrhythmus ein:

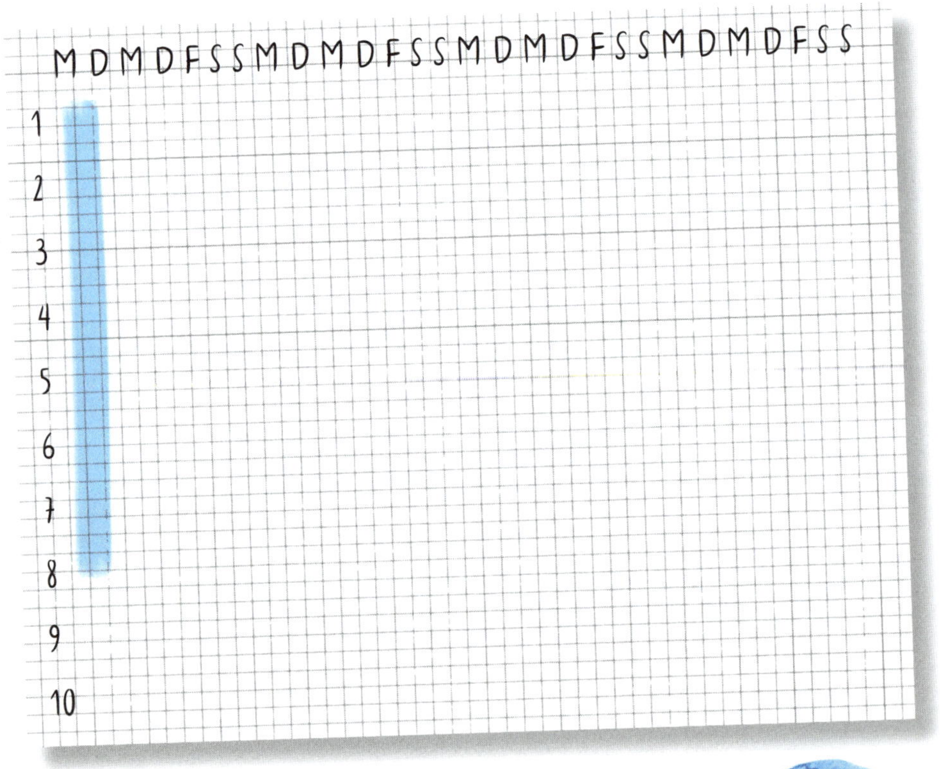

M D M D F S S M D M D F S S M D M D F S S M D M D F S S

1
2
3
4
5
6
7
8
9
10

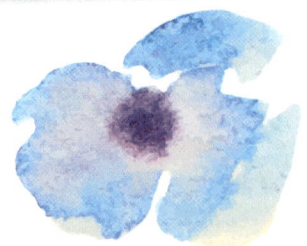

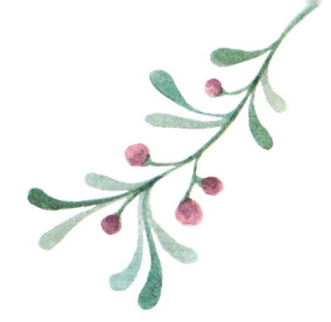

Ich und mein
Körper wollen

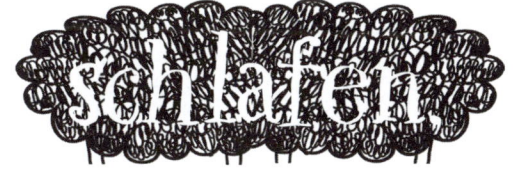
schlafen

aber mein Kopf will
wissen, wo die ganzen
Schafe eigentlich immer
hinrennen ...

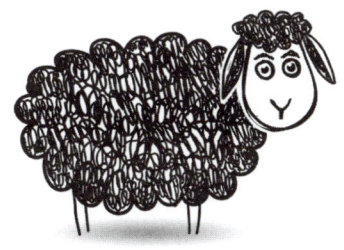 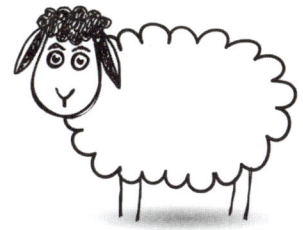

16. Woche

WORKOUT-BOX		
Tag	Workout	Stand
Mo		
Di		
Mi		
Do		
Fr		
Sa		
So		

MONTAG ....

_____
_____
_____
_____
_____

MITTWOCH ....

_____
_____
_____

DIENSTAG ....

_____
_____
_____
_____

OK!

_____
_____

TO DO'S

DONNERSTAG ....

_____

_____

_____

_____

_____

SAMSTAG ....

_____

_____

_____

_____

_____

FREITAG ....

_____

_____

_____

_____

_____

SONNTAG ....

_____

_____

_____

_____

_____

Clean Eating

LISTE VON GESUNDEN SNACKS FÜR ZWISCHENDURCH

Gemüse:

Cherrytomaten
Minigurken
Selleriesticks
Edamame-Bohnen
....
....

Protein:

Magerquark mit Beeren
Hüttenkäse mit Zimt und etwas Honig
Kichererbsen-Chips
Nüsse
....
....

Extras:

Knäckebrot mit Hüttenkäse und Kresse
Bananeneis (aus gefrorener Banane)
....
....

HAST DU NOCH IDEEN?

Tipps:
• Versuche, viel vorzukochen
• Habe immer einen Snack in der Handtasche
• Gesund frühstücken
• Gönn dir auch mal was

Erinnere dich an die
80-20-Regel

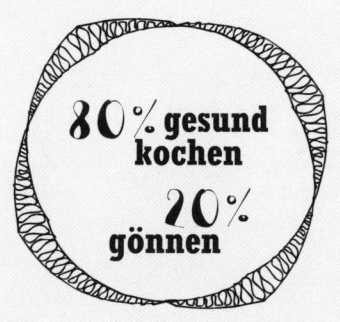

80% gesund
kochen

20%
gönnen

Workouts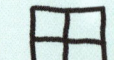

 SNAIL THE TAIL

THE SQUARE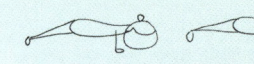

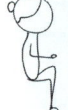

Lunges

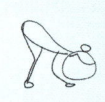 A) Push up

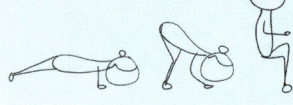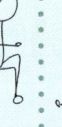

½ Burpee Sumo Stay low

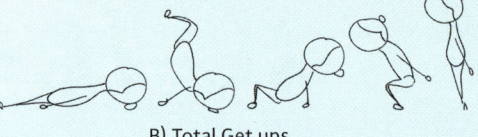 B) Total Get ups

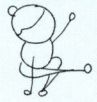

Side Gorilla Stretch

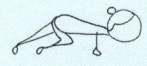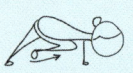 C) Plank Knee Crunch

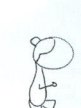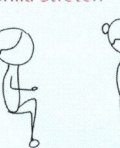

Knee Get up Jump

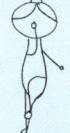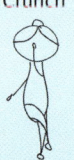 D) Elbow to Knee

Jede Übung 60 Sekunden
Worktime und nach jeder
absolvierten Runde
60 Sekunden Pause

Jedes Paket
(z. B. A+B oder C+D)
30 Sekunden Worktime pro
Übung und anschließend
20 Sekunden Pause

Kombination
A + B
D + A
C + B
D + C

Woche 17-20

1: 60 Sekunden Worktime und
2: 40 Sekunden Worktime
Pause nach zweiter Übung: 30 Sekunden
2 Runden

✖ WINDMILL EXTREME | TRIANGLE TO THE MAX △

CIRCLE-ELEMENT:

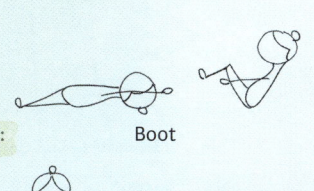

Boot

RAY-ELEMENTS:

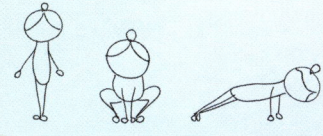

Side Plank Jump in

Immer abwechselnd das Circle–
Element mit den Ray-Elementen;
50 Sekunden Worktime und
10 Sekunden Pause

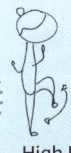

High Knees

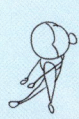

Shuffle Run Touch down

Crunch Roll over Push up

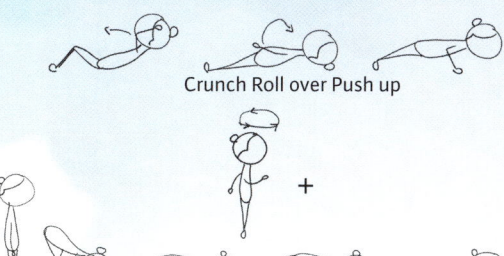

+

Surfer Turn Jump + Burpee down

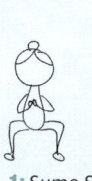

1: Sumo Squats

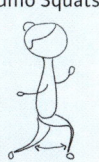

2: Jumping Lunges

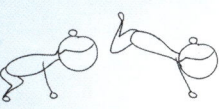

1: Froggy

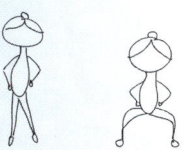

2: In and out Jumps

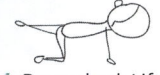

1: Doggy back Lift

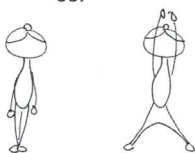

2: Jumping Jacks

87

17. Woche

Dehneinheiten nach dem Training sind super hilfreich, damit sich die Muskulatur und die Bänder nicht verkürzen. Bau diese Übungen am Ende des nächsten Workouts als Cool-down ein.

WORKOUT-BOX

Tag	Workout	Stand
Mo		
Di		
Mi		
Do		
Fr		
Sa		
So		

Montag ....

-
-
-
-

Mittwoch ....

-
-
-
-

Dienstag ....

-
-
-
-

Donnerstag ....

-
-
-
-

Samstag ....

-
-
-
-

Freitag ....

-
-
-
-

Sonntag ....

-
-
-
-

Dehnübung

18. Woche

WORKOUT-BOX

Tag	Workout	Stand
Mo		
Di		
Mi		
Do		
Fr		
Sa		
So		

Stock deine Vorräte unbedingt wieder mit gesunden **Basics** auf.

BASICS

EINKAUFSLISTE FÜR DIESE WOCHE:

Kohlenhydrate:
Vollkornnudeln
Kartoffeln
Quinoa
Haferflocken
und Süßkartoffeln

Proteine:
Tofu oder
fettarmes Fleisch
Hülsenfrüchte
Milchprodukte
Eier

Fette:
Avocado
ungesalzene Nüsse

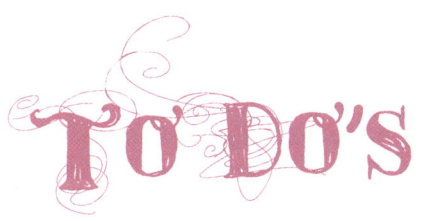

Do ....

Mo ....

Di ....

Mi ....

Fr ....

Sa ....

So ....

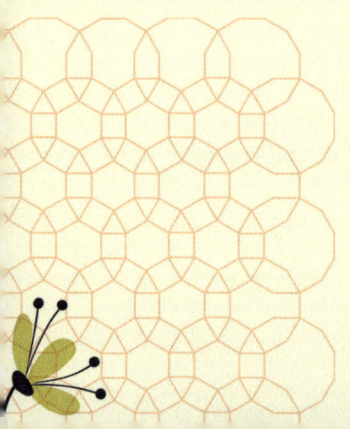
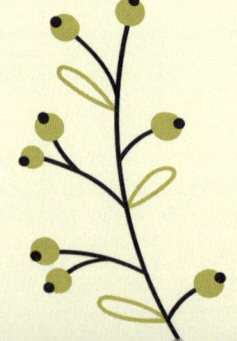

Der **Wichtigste**
Schritt, um etwas zu
erreichen, was du noch nie
erreicht hast,

ist, zu **begreifen**, dass
du nicht dort bleiben kannst,
wo du dich jetzt befindest.

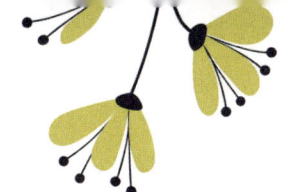

Motivations-Log

Was sich in den letzten Wochen verändert hat	Was ich noch ändern möchte

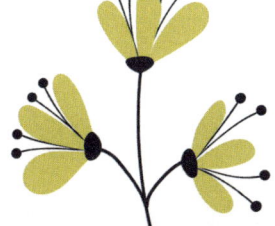

19. Woche

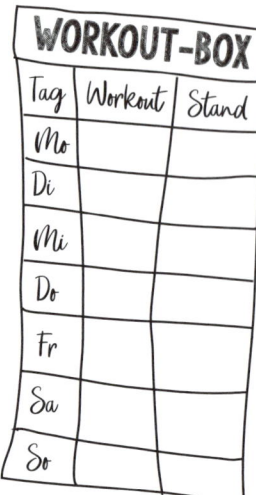

WORKOUT-BOX		
Tag	Workout	Stand
Mo		
Di		
Mi		
Do		
Fr		
Sa		
So		

Wer braucht schon Alkohol bei

Hammer Smoothies?!

Und das Beste: Man muss nicht bis zum Wochenende warten!

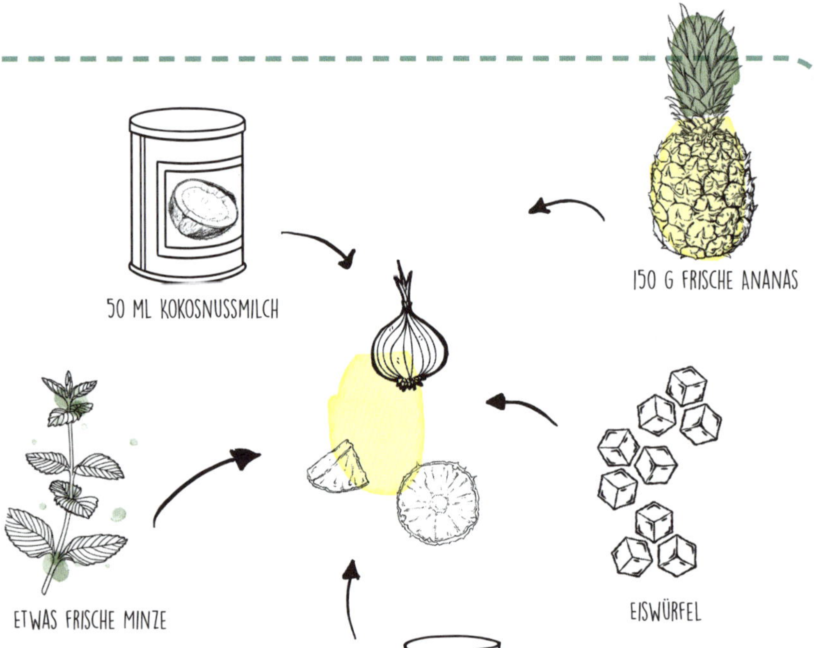

50 ML KOKOSNUSSMILCH

150 G FRISCHE ANANAS

ETWAS FRISCHE MINZE

EISWÜRFEL

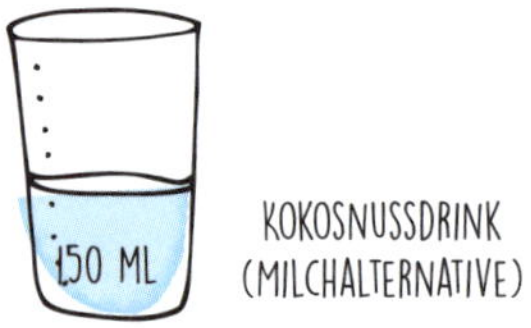

Alles in einen Mixer geben und mit Eiswürfeln und frischer Ananas servieren.

150 ML

KOKOSNUSSDRINK (MILCHALTERNATIVE)

Nährwerte für eine Person (alle aufgeführten Zutaten): Kalorien 272, Kohlenhydrate 38 g, Fette 11 g, Eiweiß 2 g

To Do's

Donnerstag ....
-
-
-
-

Montag ....
-
-
-
-

Freitag ....
-
-
-
-

Dienstag ....
-
-
-
-

Samstag ....
-
-
-
-

Mittwoch ....
-
-
-
-

Sonntag ....
-
-
-
-

95

Bist du noch fleißig an deinem Schlaf-Tracker?
(Seite 80 vom Schlaf-Tracker)
Wie viel schläfst du im Durchschnitt pro Nacht?

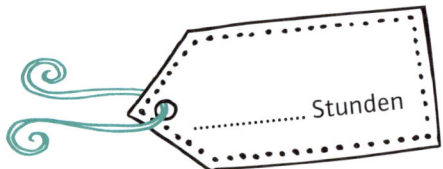

.... Stunden

Richtig und genug schlafen ist nicht immer einfach.
Versuche eine Routine zu finden, die dir einen
erholsamen Schlaf beschert, damit du auch voller Kraft
durch den Alltag schreiten kannst.

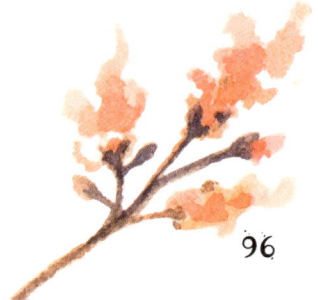

Tipps für einen besseren Schlaf:

1

Dein Schlafzimmer ist dein Ruhe-Tempel. Also versuche diesen auch so minimalistisch wie möglich zu halten.

2

Eine Stunde vor dem Schlafengehen solltest du dein Handy abschalten und am besten ein schönes Buch lesen.

3

Ein Kräutertee mit Honig passt auch sehr gut zu deinem Lieblingsbuch.

4

Vergiss deinen Sport nicht. Denn ein geforderter Körper schläft auch besser.

5

Kurz vor dem Ins-Bett-Gehen versuche die Gedanken ruhig zu halten und vielleicht mit etwas Entspannungsmusik in den Schlaf zu finden.

20. Woche

OVERNIGHT PORRIDGE

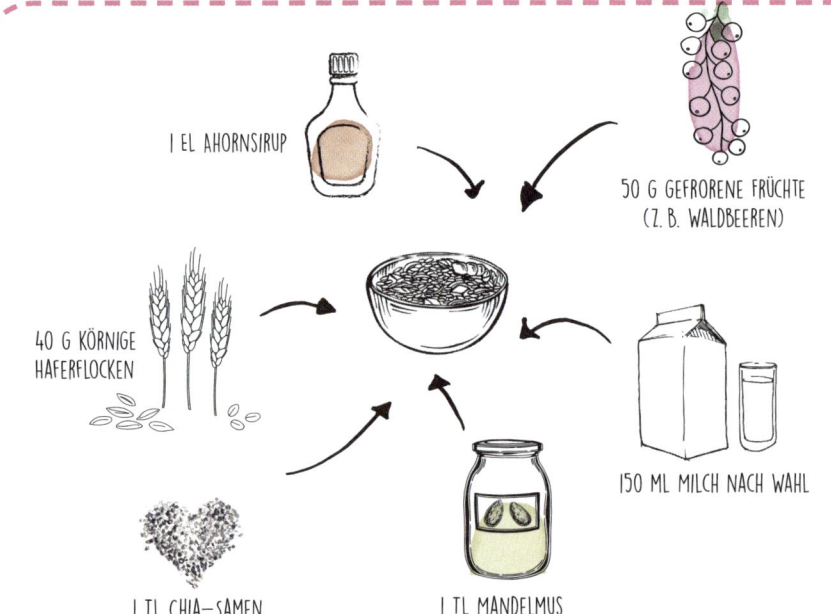

I EL AHORNSIRUP

50 G GEFRORENE FRÜCHTE
(Z. B. WALDBEEREN)

40 G KÖRNIGE
HAFERFLOCKEN

150 ML MILCH NACH WAHL

I TL CHIA-SAMEN

I TL MANDELMUS

In ein Einmachglas zunächst Haferflocken und Chia-Samen, dann die Milch und anschließend die gefrorenen Früchte drübergeben. Über Nacht in den Kühlschrank stellen und am nächsten Morgen mit Mandelmus und Ahorn-sirup übergießen. Fertig!

Nährwerte für eine Person (alle aufgeführten Zutaten): Kalorien 388, Kohlenhydrate 38 g, Fette 11 g, Eiweiß 15 g

TO DO'S

Donnerstag ....
....
....
....
....

Montag ....
....
....
....
....

Freitag ....
....
....
....
....

Dienstag ....
....
....
....
....

Samstag ....
....
....
....
....

Mittwoch ....
....
....
....
....

Sonntag ....
....
....
....
....

Workouts

BUTTERFLY STEPS

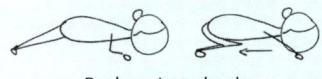

Push up Lean back

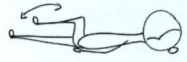

Leg Let down

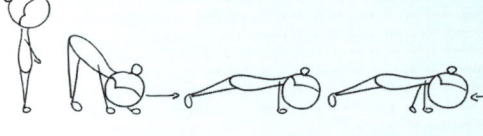

Inch Worm + Surfer Turn

+

1 Runde: 5 Wieder-holungen
Nach jeder Runde ca. 30 Sekunden Pause

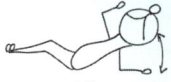

Side Crunch (L) + Side Crunch (R)

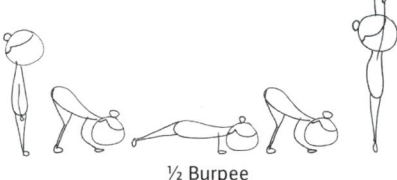

½ Burpee

THE SQUARE

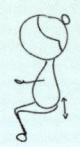

A) Puls Squats

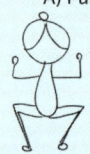
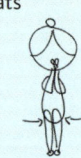

B) Jumping Jacks Stay low

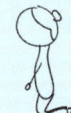
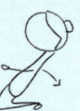

C) Lean back

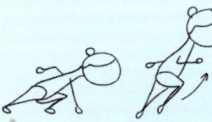

D) Sprinter

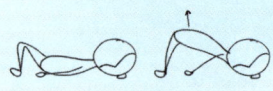

E) Hip Lift

Jedes Paket (z. B. A+B oder C+D) 40 Sekunden Worktime pro Übung und anschließend 20 Sekunden Pause

Kombination
A + B
D + A
C + B
D + C

Woche 21-24

1: 60 Sekunden Worktime und
2: 40 Sekunden Worktime
Pausen nach zweiter Übung: 30 Sekunden
3 Runden

WINDMILL EXTREME

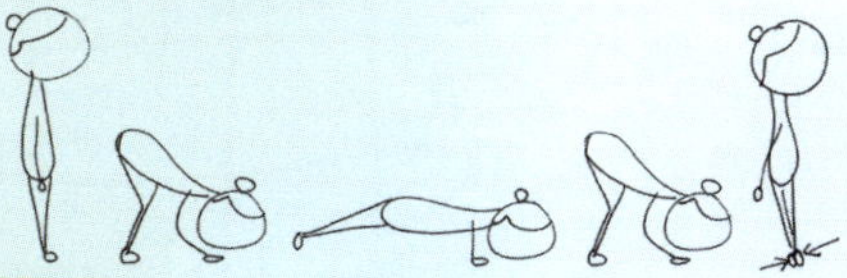

CIRCLE-ELEMENT: ½ Burpee Leg Clap

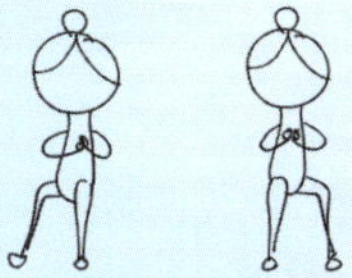

RAY-ELEMENTS: Squat Side Step

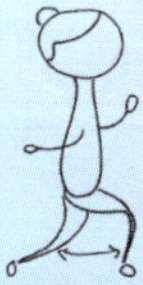

Lunges

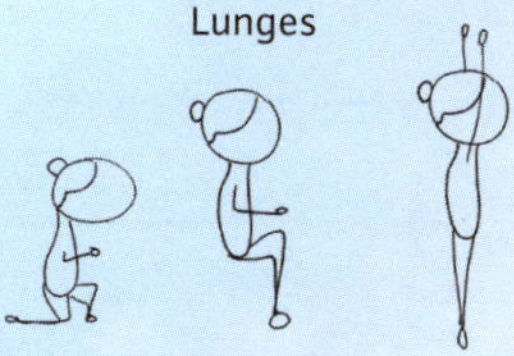

Knee Get up

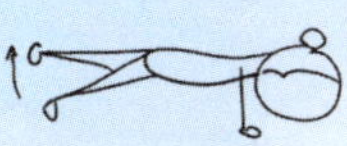

Plank back Kick

Immer abwechselnd das Circle-Element mit den Ray-Elementen; 50 Sekunden Worktime und 10 Sekunden Pause

TRIANGLE TO THE MAX

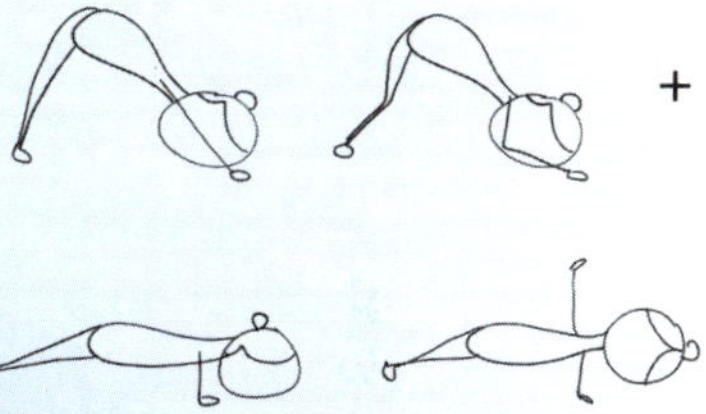

1: 4 × Shoulder Push up +4 × Plank Side Reach

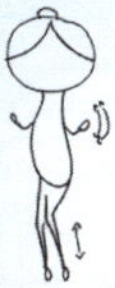

2: Fake Jumping Rope

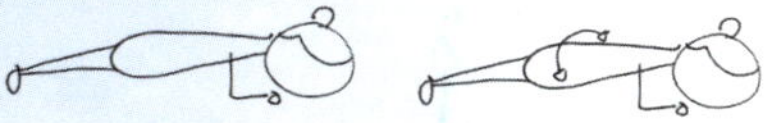

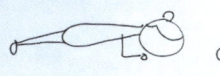

1: Hip Dips

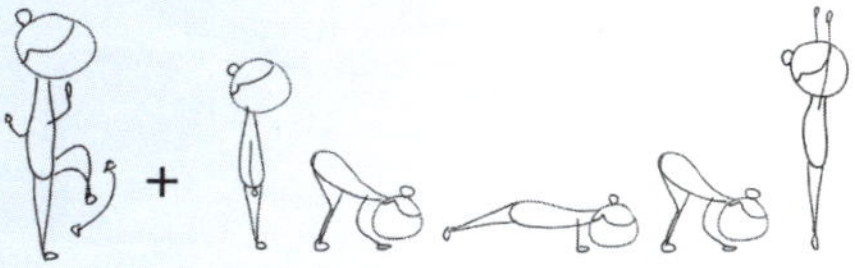

2: 20 × High Kees+ 2 × ½ Burpee

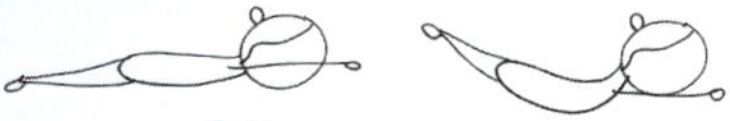

1: Superman

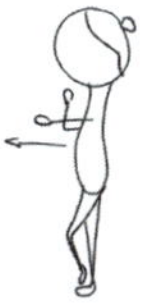

2: Running Punches

21. Woche

Regeneration gehört genauso
zum Training <3
Plane diese Woche einen Tag
ein, an dem du dir einer dieser
Regenerationsmomente erfüllst.
Auf was hast du Lust?

Tag	Workout	Stand
Mo		
Di		
Mi		
Do		
Fr		
Sa		
So		

WORKOUT-BOX

MONTAG ....

_____
_____
_____
_____
_____

MITTWOCH ....

_____
_____
_____
_____
_____
_____

DIENSTAG ....

_____
_____
_____
_____
_____

WELLNESS-TAG:

Was:

Wo:

Wann:

AUSFLUG-TAG:

Was:

Wo:

Wann:

TO DO'S

DONNERSTAG ....

_____
_____
_____
_____
_____

SAMSTAG ....

_____
_____
_____
_____
_____

FREITAG ....

_____
_____
_____
_____
_____

SONNTAG ....

_____
_____
_____
_____
_____

CHILL—TAG:

Was:

Wo:

Wann:

22. Woche

WORKOUT-BOX

Tag	Workout	Stand
Mo		
Di		
Mi		
Do		
Fr		
Sa		
So		

TO DO'S

Mo ......☐☐☐☐☐☐
_____
_____
_____
_____

Di ....☐☐☐☐☐☐
_____
_____
_____
_____

Mi ....☐☐☐☐☐☐
_____
_____
_____
_____
_____
_____

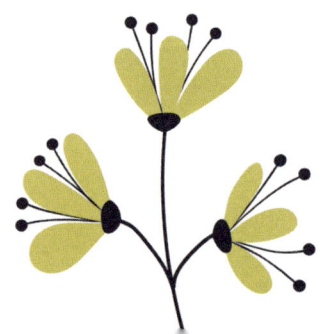

Wusstest du?

1 kg Körperfett = 9 000 kcal

D. h., um ein Kilo Fett zu verlieren, musst du 9 000 kcal im Defizit sein. Dabei ist es wichtig zu verstehen, dass dein Körper nur wirklich Fettmasse verliert, wenn du ihn entsprechend fütterst und Kraft sowie Ausdauer (HiiTs) einbaust, da der Körper sonst schnell Muskelmasse abbaut statt Fett.

TO DO'S

Do ....

Sa ....

Fr ....

So ....

Wasser trinken

Noch fleißig am Wassertrinken? Vergiss nicht, wie wichtig genügend Flüssigkeit ist.

Und damit dir nicht langweilig wird, gibt es ein paar Inspirationen, dein ganz eigenes Erfrischungsgetränk zu zaubern:

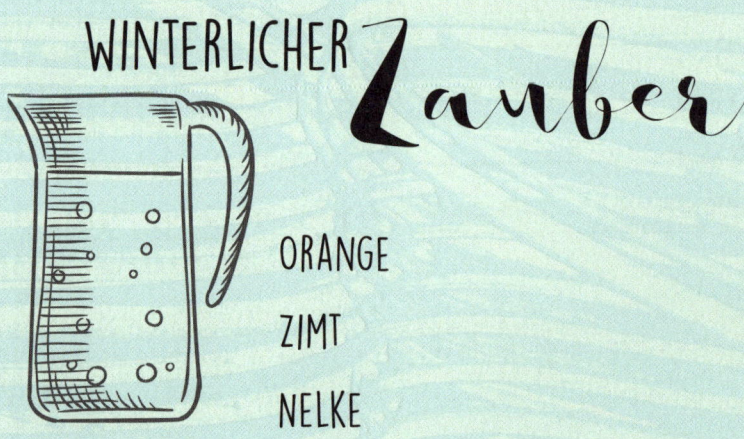

WINTERLICHER *Zauber*

ORANGE

ZIMT

NELKE

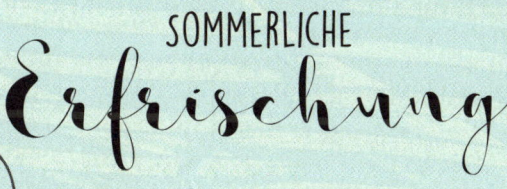

SOMMERLICHE *Erfrischung*

ERDBEERE

GURKE

LIMETTE

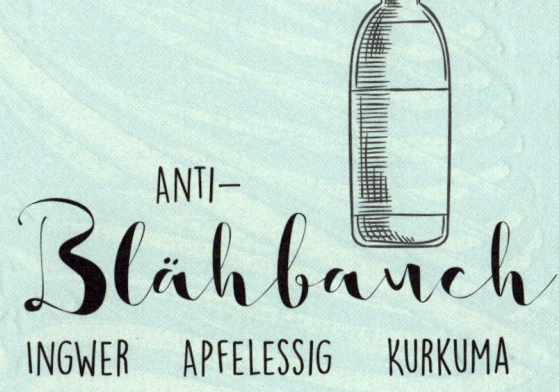

ANTI- *Blähbauch*

INGWER   APFELESSIG   KURKUMA

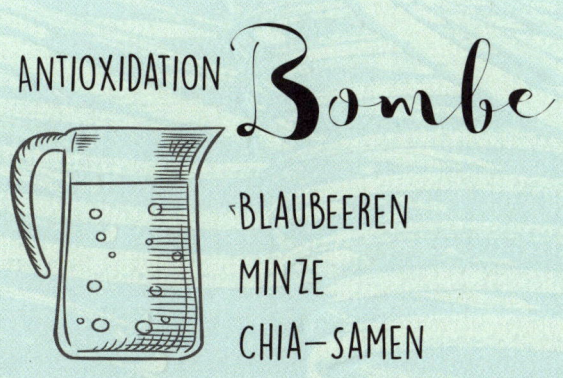

ANTIOXIDATION *Bombe*

BLAUBEEREN

MINZE

CHIA-SAMEN

23. Woche

Challenge der Woche: Neben den Workouts ist auch
»normale« Bewegung wichtig. Insbesondere zu Fuß
gehen hält dich nicht nur fitter, sondern verbrennt auch
zusätzliche Kalorien: 180–200 kcal pro Stunde!
Also trage mal diese Woche deine Zu-Fuß-Einheiten ein:

WORKOUT-BOX

Tag	Workout	Stand
Mo		
Di		
Mi		
Do		
Fr		
Sa		
So		

Montag ....

-
-
-
-

Mittwoch ....

-
-
-
-

Dienstag ....

-
-
-
-

Donnerstag ....

- •
- •
- •
- •

Freitag ....

- •
- •
- •

Erklärung zum

Zu-Fuß-Tracker:

Jeder Fußabdruck steht für
15 Minuten zu Fuß unterwegs
sein. Male entsprechend
deinem Laufverhalten aus.

Samstag ....

- •
- •
- •
- •

Sonntag ....

- •
- •
- •

MO

DI

MI

DO

FR

SA

SO

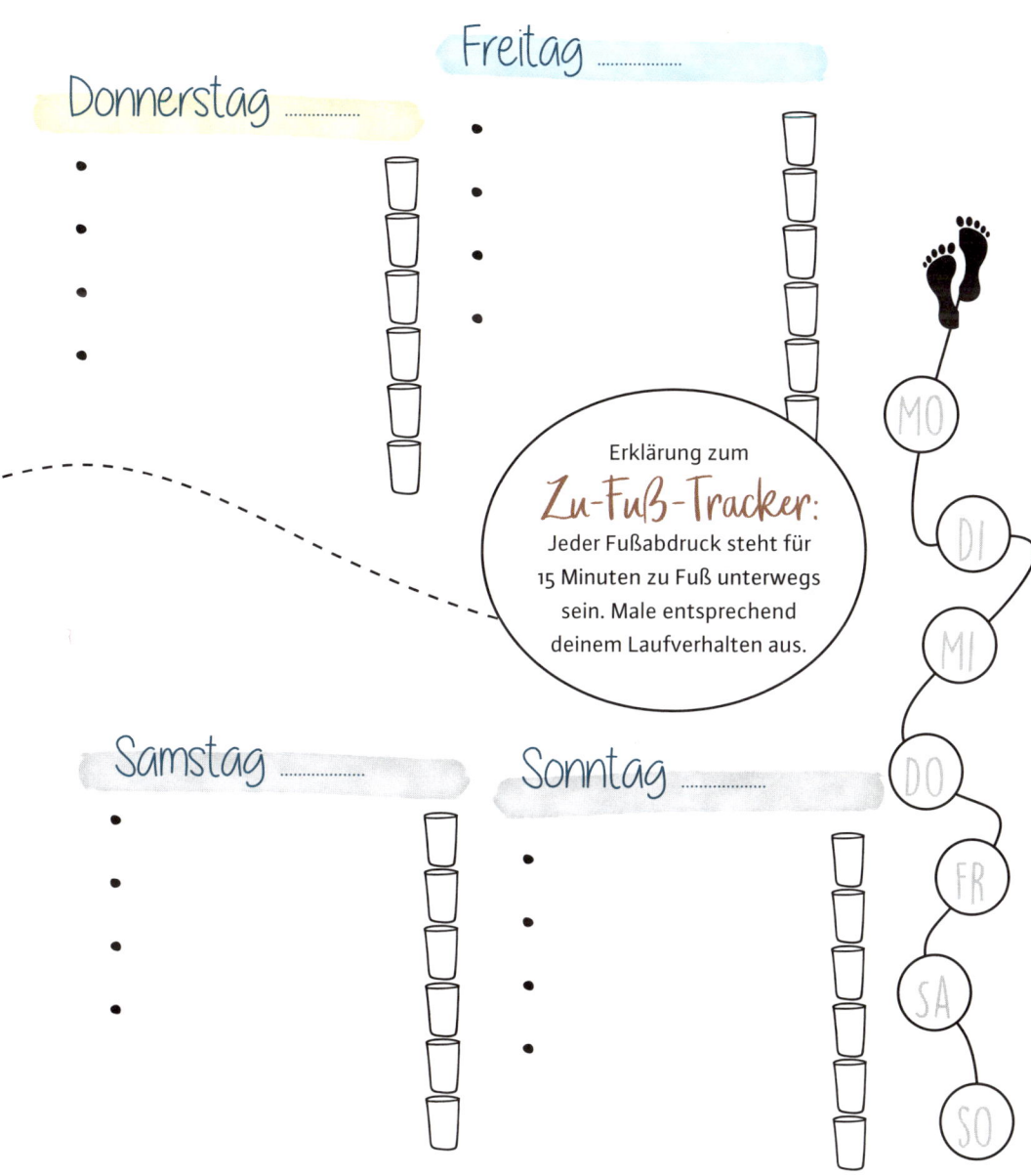

24. Woche

WORKOUT-BOX

Tag	Workout	Stand
Mo		
Di		
Mi		
Do		
Fr		
Sa		
So		

Fast Halbzeit.
Gönn dir diese Woche einfach mal ein
paar erholsame Tage, an denen du dich
jeden Tag mit etwas anderem belohnst.

MONTAG ....

MITTWOCH ....

DIENSTAG ....

110

TO DO'S

DONNERSTAG ....

SAMSTAG ....

MO — DI — MI — DO — FR — SA — SO

FREITAG ....

SONNTAG ....

Gestärkt für die neue Woche? Es geht wieder ran an den Speck, und zwar ohne schlechtes Gewissen ☺ Solche Erholungswochen sind nämlich sehr förderlich für den Körper und Geist.

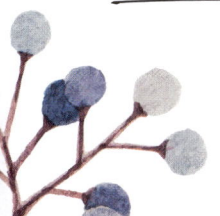

Workouts

SNAIL THE TAIL

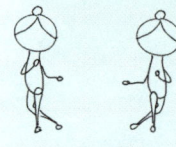

Curtsy Lunges

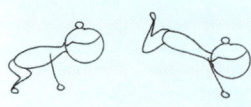

Froggy

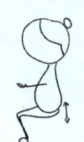

Pulse Squat

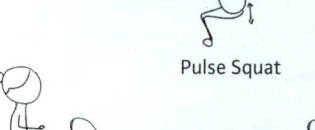

½ Burpee Sumo Stay low

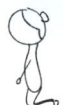

Lean back

THE SQUARE

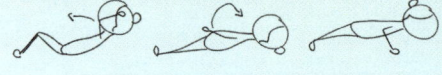

A) Crunch Roll over Push up

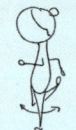

B) Heel Touch

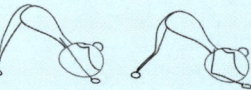

C) Shoulder Push up

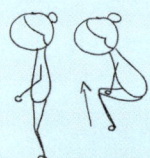

D) Tuck Jump

Jedes Paket (z. B.
A+B oder C+D) 30
Sekunden pro Übung
und anschließend 20
Sekunden Pause

Kombination
A + B
D + A
C + B
D + C

Woche 25-28

WINDMILL EXTREME

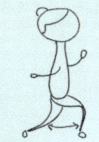 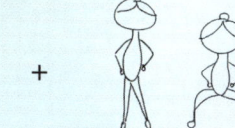

CIRCLE-ELEMENT: 10 × Jumping Lunges
+ 10 × In and out Jumps

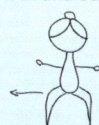

RAY-ELEMENTS: Side low Walk

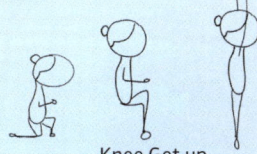

Knee Get up

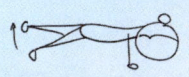

Plank back Kick

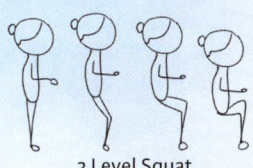

3 Level Squat

Immer abwechselnd das Circle-Element mit den Ray-Elementen; 50 Sekunden Worktime und 10 Sekunden Pause

BUTTERFLY STEPS

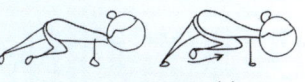

Knee Plank Crunch (L)

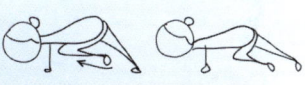

Knee Plank Crunch (R)

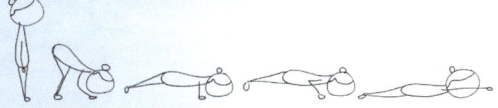

Burpee down

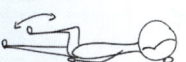

Leg Let down

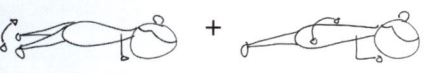

2 × Plank Star Jump + 2 × Hip Dips

1 Runde: 6 Wiederholungen

25. Woche

Nährwerte für ein Stück (1/12 der aufgeführten Zutaten): Kalorien 186, Kohlenhydrate 23 g, Fette 7 g, Eiweiß 5 g

WORKOUT-BOX		
Tag	Workout	Stand
Mo		
Di		
Mi		
Do		
Fr		
Sa		
So		

Für den süßen Zahn:

SCHOKOKUCHEN

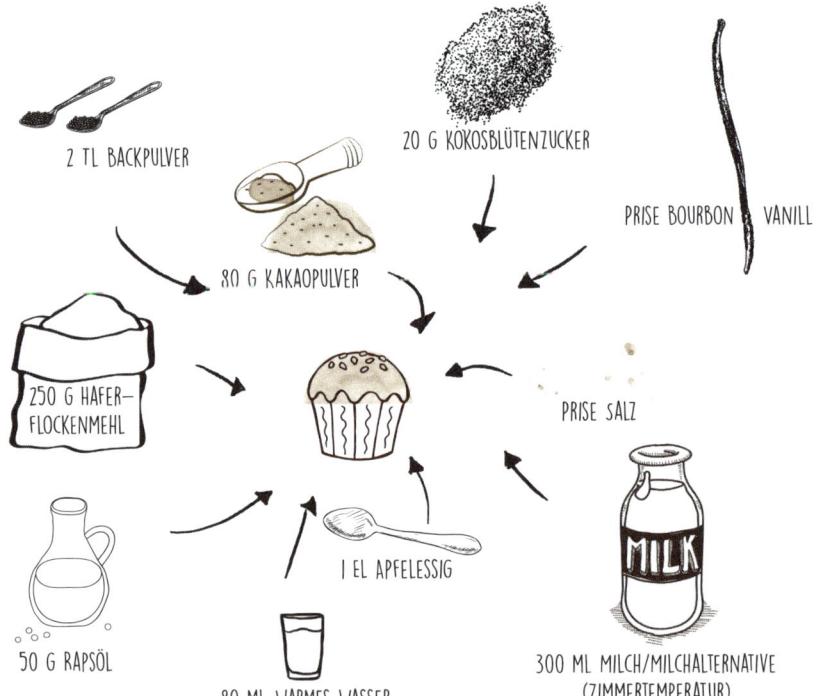

2 TL BACKPULVER

20 G KOKOSBLÜTENZUCKER

80 G KAKAOPULVER

PRISE BOURBON VANILLE

250 G HAFER-FLOCKENMEHL

PRISE SALZ

50 G RAPSÖL

1 EL APFELESSIG

80 ML WARMES WASSER

300 ML MILCH/MILCHALTERNATIVE (ZIMMERTEMPERATUR)

Alle Zutaten in einer großen Schüssel zusammenrühren und in einer Kastenform verteilen.
Für 45–50 Minuten bei 180 Grad Ober-/Unterhitze backen.

TO DO'S

Donnerstag ....

....
....
....
....

Montag ....

....
....
....
....

Freitag ....

....
....
....
....

Dienstag ....

....
....
....
....

Samstag ....

....
....
....
....

Mittwoch ....

....
....
....
....

Sonntag ....

....
....
....
....

ESSENS-TRACKER

Snack

Verfolge dein Essverhalten in den nächsten 14 Tagen und schreibe auf, was du gegessen hast.

TAGE	FRÜHSTÜCK	MITTAG
1		
2		
3		
4		
5		
6		
7		
8		
9		
10		
11		
12		
13		
14		

—TABELLE

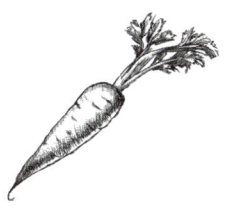

Hier kannst du ausführlich deine Snacks eintragen
sowie die Uhrzeit, wann du sie gegessen hast.

ABEND	SNACKS	UHRZEIT

26. Woche

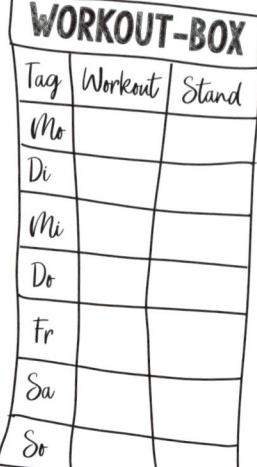

Tag	Workout	Stand
Mo		
Di		
Mi		
Do		
Fr		
Sa		
So		

WORKOUT-BOX

Mo ......□□□□□□

_____

_____

_____

_____

Mi ......□□□□□□

_____

_____

_____

_____

_____

Di ......□□□□□□

_____

_____

_____

_____

Vergiss deinen
Essens-Tracker
nicht

←

TO DO'S

Do .... ☐☐☐☐☐☐
_____
_____
_____
_____
_____

Fr .... ☐☐☐☐☐☐
_____
_____
_____
_____
_____

MO
DI
MI
DO
FR
SA
SO

Sa .... ☐☐☐☐☐☐
_____
_____
_____
_____
_____
_____

So .... ☐☐☐☐☐☐
_____
_____
_____
_____
_____

#metime

Suche dir einen ruhigen Ort und male das Mandala mit vielen bunten Farben aus.

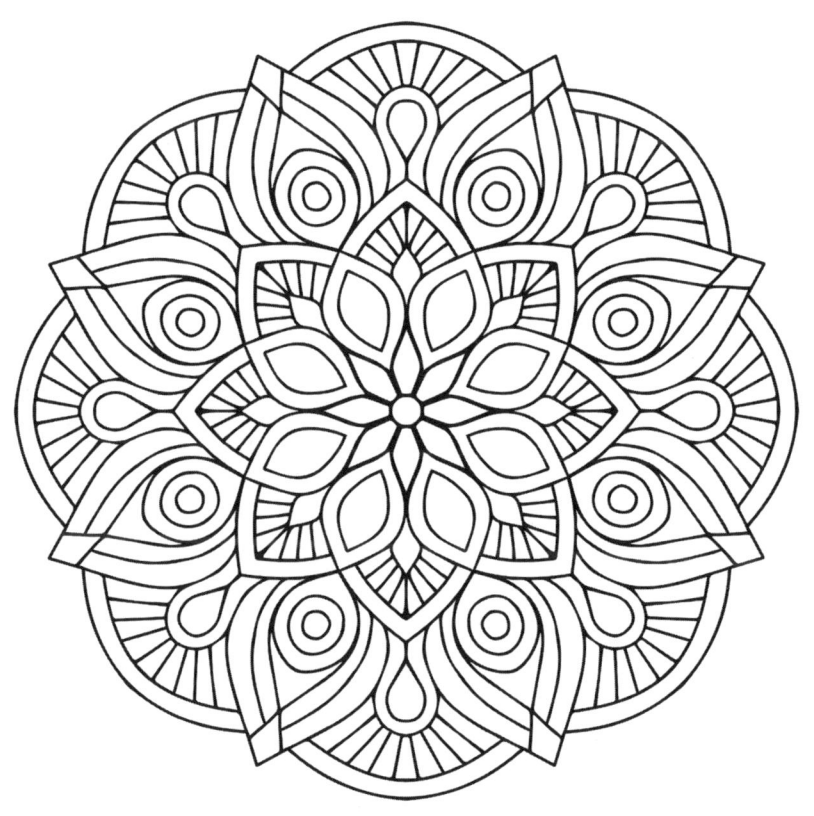

27. Woche

MO
DI
MI
DO
FR
SA
SO

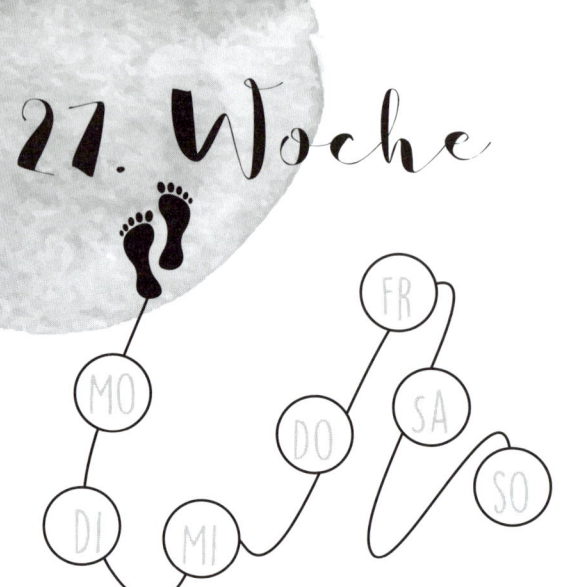

WORKOUT-BOX

Tag	Workout	Stand
Mo		
Di		
Mi		
Do		
Fr		
Sa		
So		

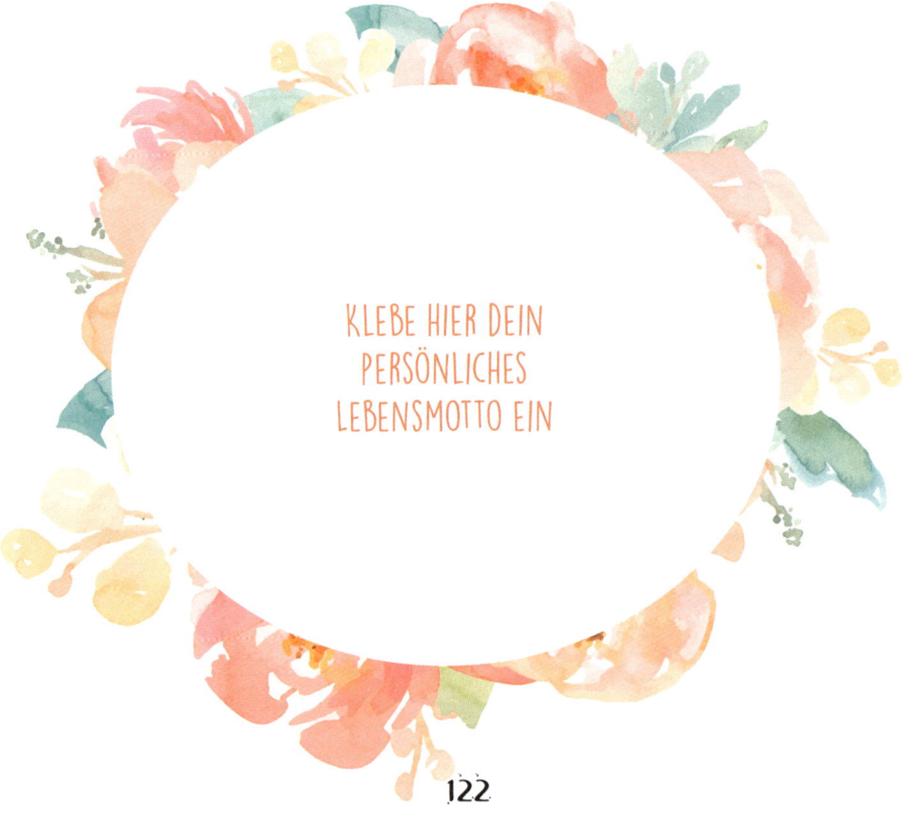

KLEBE HIER DEIN
PERSÖNLICHES
LEBENSMOTTO EIN

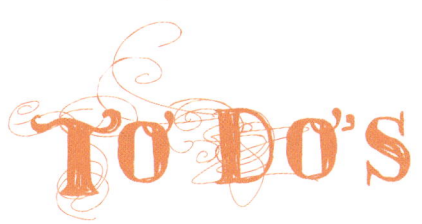

To Do's

Do ....

Mo ....

Di ....

Mi ....

Fr ....

Sa ....

So ....

123

Heißhunger

BALLASTSTOFFE

Apfel
Dunkle Beeren
Karotten
Edamame
Haferflocken
Hefeflocken

PROTEINE

Hüttenkäse
Magerquark
Mandelmus
Schwarze-Bohnen-
Aufstrich

Kombiniere jeweils zwei Lebensmittel deiner
Wahl, und du hast den optimalen Snack für
zwischendurch.

Stopper

WISSENSWERTES:

- Auch nach 18 Uhr darfst du gerne Kohlenhydrate essen. Es ist ein veralteter Mythos, dass man dadurch Fett ansetzt. Der Körper unterscheidet nicht nach Tageszeit, sondern nur nach Kalorien, die du über den ganzen Tag verteilt zu dir nimmst.

28. Woche

WORKOUT-BOX

Tag	Workout	Stand
Mo		
Di		
Mi		
Do		
Fr		
Sa		
So		

PROTEIN—DIP

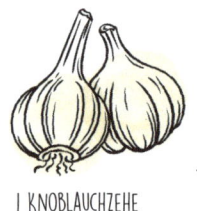

1 KNOBLAUCHZEHE

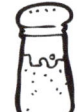

SALZ & PFEFFER

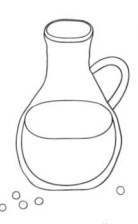

1 EL OLIVENÖL

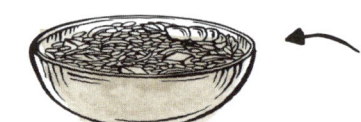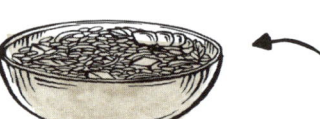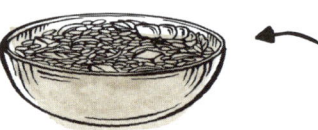

1/2 LIMETTE

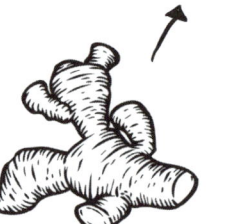

5 G FRISCHER GESCHÄLTER INGWER

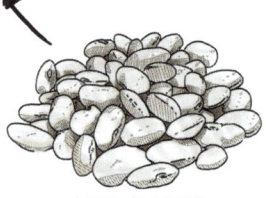

1 DOSE ABGESIEBTE
SCHWARZE BOHNEN

Alles mit einem Stabmixer fein pürieren

Nährwerte für eine Person (1/2 der aufgeführten Zutaten): Kalorien 152, Kohlenhydrate 17 g, Fette 5 g, Eiweiß 7 g

To Do's

Montag ....
-
-
-
-

Dienstag ....
-
-
-
-

Mittwoch ....
-
-
-
-

MO
DI
MI
DO
FR
SA
SO

Donnerstag ....
-
-
-

Freitag ....
-
-

Samstag ....
-
-
-

Sonntag ....
-
-
-

127

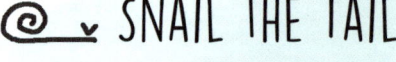

Workouts

SNAIL THE TAIL

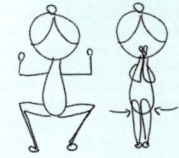

Jumping Jacks Stay low

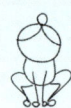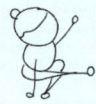

Side Gorilla Stretch

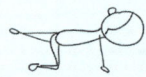

Doggy back Lift (L)

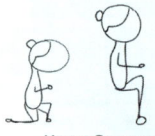

Knee Get up Jump

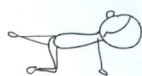

Doggy back Lift (R)

THE SQUARE

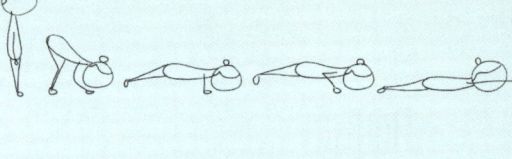

\+

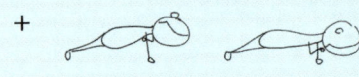

A) 2 × Burpee down + 4 × Commandos

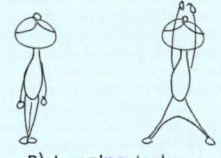

B) Jumping Jacks

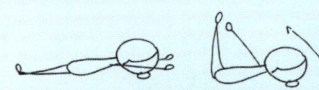

C) V–Crunch

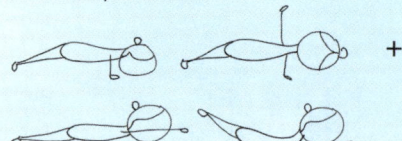 +

D) 2 × Plank Side Reach + 4 × Superman

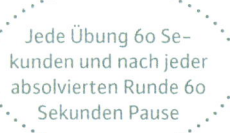

Jede Übung 60 Se-
kunden und nach jeder
absolvierten Runde 60
Sekunden Pause

Jedes Paket (z. B.
A+B oder C+D) 30
Sekunden pro Übung
und anschließend 20
Sekunden Pause

Kombination
A + B
D + A
C + B
D + C

Woche 29-32

✖ WINDMILL EXTREME

CIRCLE-ELEMENT: 3 Level Squats

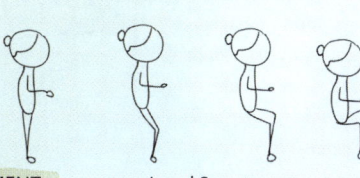

RAY-ELEMENTS: Shuffle Run Touch down

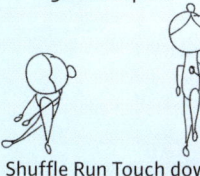

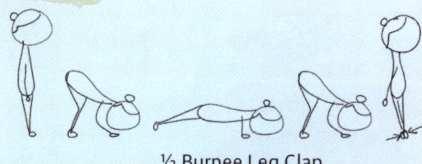

½ Burpee Leg Clap

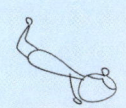

Donkey Kick

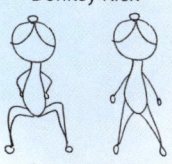

Squat Jumps

Immer abwechselnd das Circle-Element mit den Ray-Elementen; 50 Sekunden Worktime und 10 Sekunden Pause

TRIANGLE TO THE MAX △

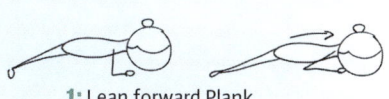

1: Lean forward Plank

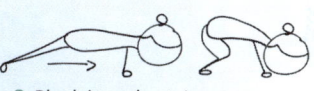

2: Plank in and out Jumps

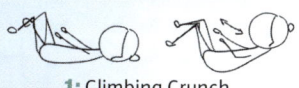

1: Climbing Crunch

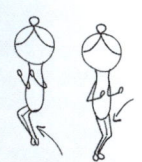

2: Hop over

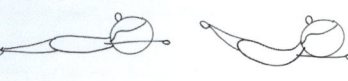

1: Superman

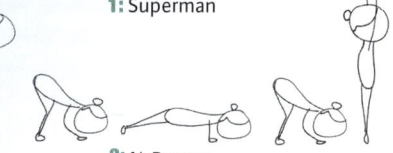

2: ½ Burpee

1: 60 Sekunden Worktime und
2: 40 Sekunden Worktime
Pausen nach zweiter Übung: 30 Sekunden
2 Runden

129

29. Woche

WORKOUT-BOX

Montag ....

-
-
-
-

Mittwoch ....

-
-
-
-

Dienstag ....

-
-
-
-

Donnerstag ....

-
-
-
-

Freitag ....

-
-
-
-

Sonntag ....

-
-
-
-

Samstag ....

-
-
-
-

MO

DI

MI

DO

FR

SA

SO

Faszien–TRAINING

WAS SIND FASZIEN?

Diese bilden ein Netzwerk an Fasern, die unseren gesamten Körper durchziehen
-> wir nennen sie umgangssprachlich auch »Bindegewebe«.

WOZU SIND SIE GUT?

Sie unterstützen die Muskelarbeit und schützen bzw. festigen den Muskel.

WARUM SOLLTEST DU FASZIEN–TRAINING HIN UND WIEDER EINBAUEN?

Bei fehlender Belastung und Überbelastung passiert es schnell, dass unsere
Faszien verkleben und dadurch die Leistungsfähigkeit des Körpers eingeschränkt
wird. Wie sich das zeigt? Durch eingeschränkte Bewegungsfähigkeit der Muskulatur und stechende Nervenschmerzen.

Besorg dir eine Faszienrolle. Die gibt es online oder in jedem Sportgeschäft.

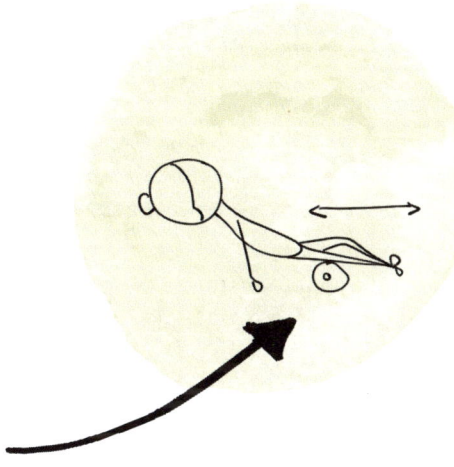

Diese Übungen kannst du gerne 1-2-mal die Woche nach deinem Workout als Cool-down einbauen.

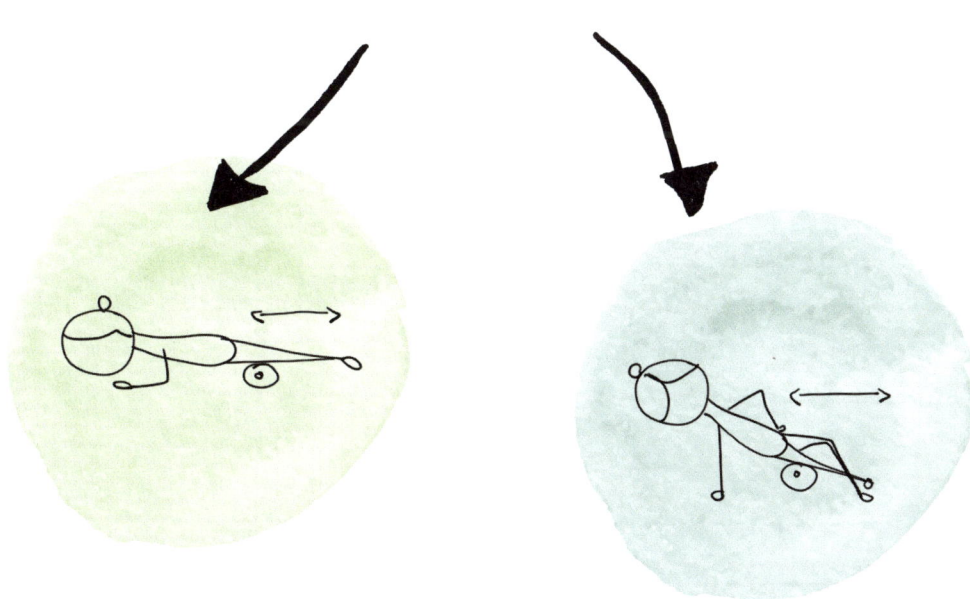

30. Woche

WORKOUT-BOX

Tag	Workout	Stand
Mo		
Di		
Mi		
Do		
Fr		
Sa		
So		

CHALLENGE: Unser Körper verwertet unverarbeitete Lebensmittel anders als verarbeitete. Versuche die ganze Woche nur unverarbeitete Lebensmittel zu essen.

Wie du diese erkennst? Alles, was in seiner Naturform erkannt werden kann und keinen Barcode hat (Ausnahmen: Tofu und Fleisch).

MONTAG ....

MITTWOCH ....

DIENSTAG ....

EINKAUFS- UND GERICHTEPLAN

Mo ....
Di ....
Mi ....
Do..
Fr...
Sa ....
So ....

TO DO'S

DONNERSTAG ....

SAMSTAG ....

FREITAG ....

SONNTAG ....

MO   DI   MI   DO   FR   SA   SO

SIXPACK GUIDE TEIL 1

SIXPACKS

baut man nicht,
indem man auf dem Rücken
liegt und cruncht,

sondern
auf den Beinen
steht
und
SCHWITZT.

4 Bauchübungen

DIE DEIN FETT SCHMELZEN LASSEN
UND DIE BAUCHMUSKELN AKTIVIEREN

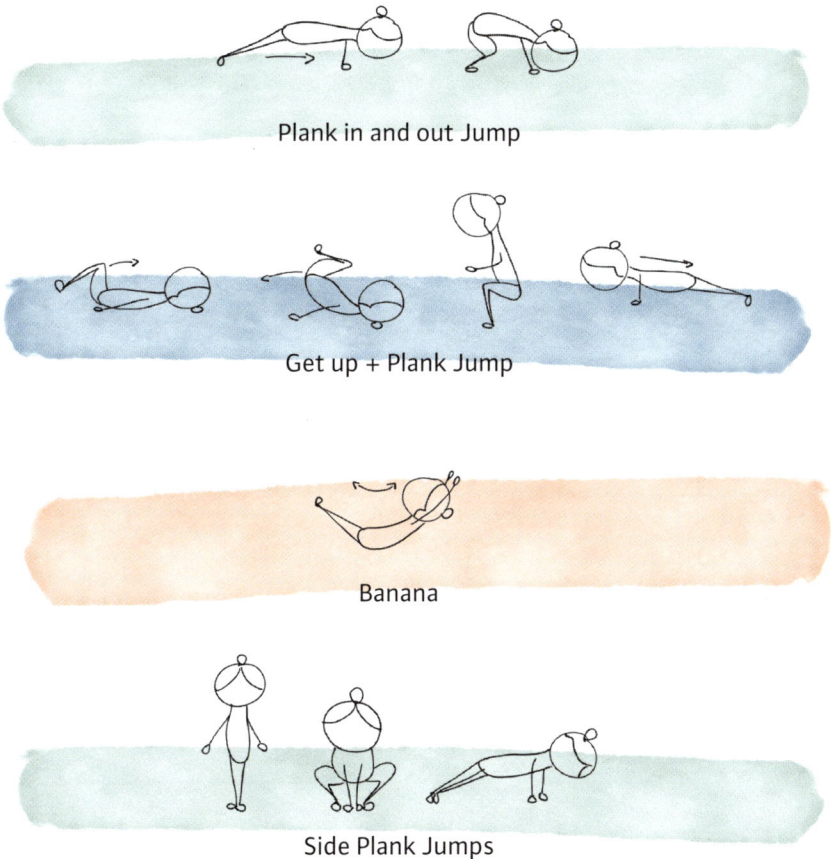

Plank in and out Jump

Get up + Plank Jump

Banana

Side Plank Jumps

Mach ein Workout daraus: 30 Sekunden Worktime
und 10 Sekunden Pause –> 2 Runden

31. Woche

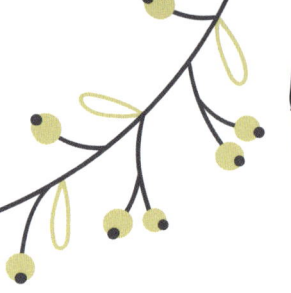

WORKOUT-BOX

Tag	Workout	Stand
Mo		
Di		
Mi		
Do		
Fr		
Sa		
So		

Mo ......

_____
_____
_____
_____
_____

Mi ....

_____
_____
_____
_____
_____

Di ....

_____
_____
_____
_____
_____

MAKE life ABOUT YOU

TO DO'S

MO · DI · MI · DO · FR · SA · SO

Do .... ☐ ☐ ☐ ☐ ☐ ☐

_____
_____
_____
_____
_____

Sa .... ☐ ☐ ☐ ☐ ☐ ☐

_____
_____
_____
_____
_____

Fr .... ☐ ☐ ☐ ☐ ☐ ☐

_____
_____
_____
_____
_____

So .... ☐ ☐ ☐ ☐ ☐ ☐

_____
_____
_____
_____
_____
_____

139

SIXPACK GUIDE TEIL 2

SIXPACKS werden in der **Küche** geschmiedet, nicht im **GYM.**

KALORIEN-TRACKER

Kalorien

2000
1900
1800
1700
1600
1500
1400
1300
1200
1100
1000
900
800
700
600
500
400
300
200

Tage

1 2 3 4 5 6 7 8 9 10 11 12 13 14 15 16 17 18 19 20 21 22 23 24 25 26 27 28 29 30

32. Woche

Schreibe deine 5 Lieblingsübungen der letzten Monate zusammen.

Plane einen 1-stündigen Spaziergang für diese Woche, wo du entspannen kannst.

Koche ein gesundes Rezept deiner Wahl nach -> z. B. von meinem YouTube-Kanal BodyFood.

Tag	Workout	Stand
Mo		
Di		
Mi		
Do		
Fr		
Sa		
So		

WORKOUT-BOX

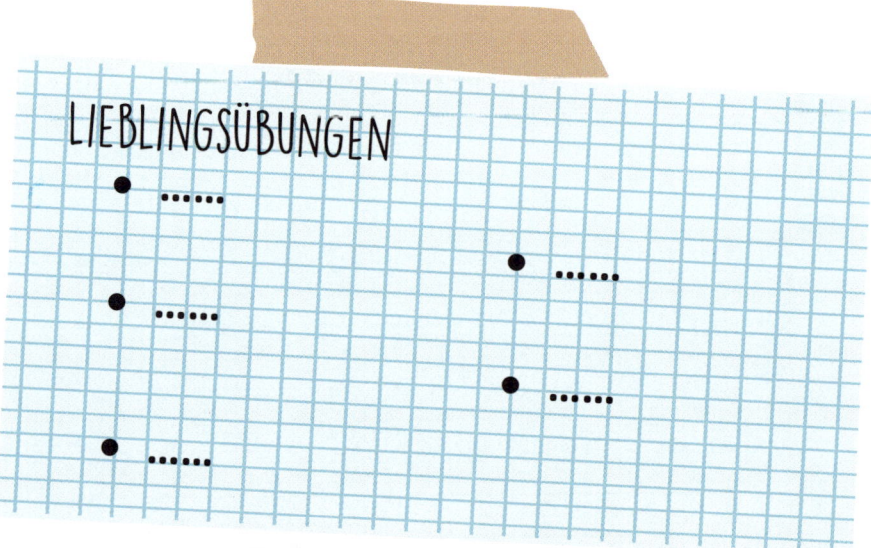

LIEBLINGSÜBUNGEN

- ......
- ......
- ......
- ......
- ......

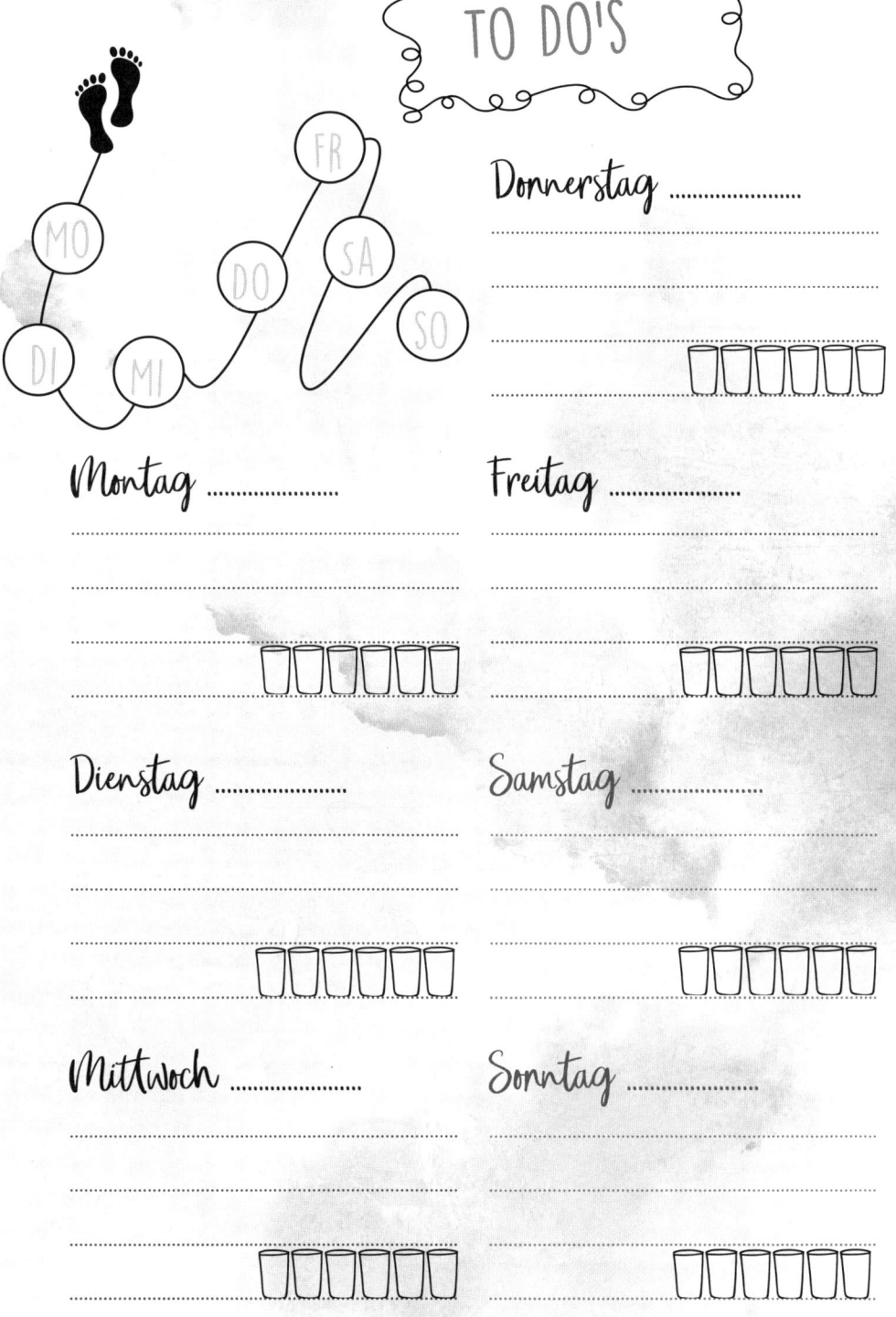

TO DO'S

Donnerstag ....

....

....

....

Montag ....

....

....

....

Freitag ....

....

....

....

Dienstag ....

....

....

....

Samstag ....

....

....

....

Mittwoch ....

....

....

....

Sonntag ....

....

....

....

Workouts

⟩ SNAIL THE TAIL

Jetzt bist du dran! Kreiere dein eigenes Snail-the-Tail-Workout, gefüllt mit deinen Lieblingsübungen.

1.

2.

3.

4.

Jede Übung 60 Sekunden und nach jeder absolvierten Runde 60 Sekunden Pause

THE SQUARE ⊞

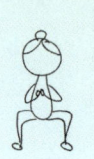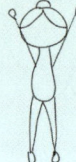

A) Sumo Squats

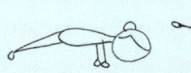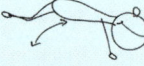

B) Jump over Plank

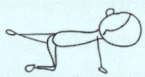

C) Doggy back Lift (5 L + 5 R)

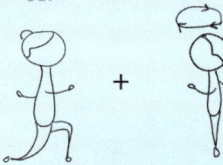

D) Lunge + Surfer Turn

Jedes Paket (z. B. A+B oder C+D) 40 Sekunden pro Übung und anschließend 20 Sekunden Pause

Kombination
A + B
D + A
C + B
D + C

Woche 33-36

⚭ BUTTERFLY STEPS

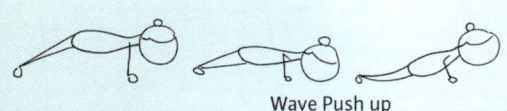

Wave Push up

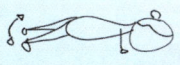

Plank Star Jump

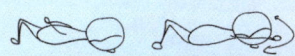

Around the World Crunch

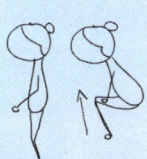

Tuck Jumps

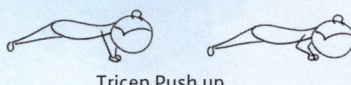

Tricep Push up

*1 Runde: 6 Wiederholungen
30 Sekunde Pause zwischen den Runden*

TRIANGLE TO THE MAX △

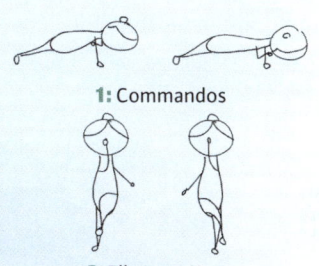

1: Commandos

2: Elbow to Knee

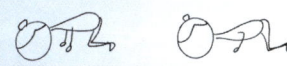

1: Doggy Tricep

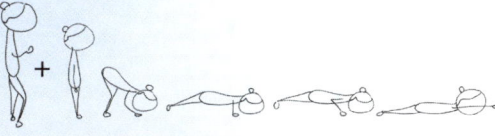

2: Running on the Spot + Burpee down

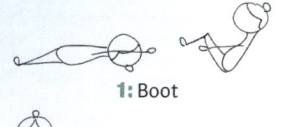

1: Boot

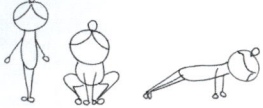

2: Side Plank Jump

*1: 60 Sekunden Worklife und
2: 40 Sekunden Worklife
Pausen nach zweiter Übung: 30 Sekunden
2 Runden*

33. Woche

KARTOFFELWOCHE

Da die Kartoffel so gesund ist, widmen wir dieser Knolle eine ganze Woche. Die Rezepte findest du auf den folgenden Seiten.

Tipp: Koche am besten ganz viele Kartof-feln vor, damit du diese über die Woche verwenden kannst.

Tag	Workout	Stand
Mo		
Di		
Mi		
Do		
Fr		
Sa		
So		

WORKOUT-BOX

Montag ....

-
-
-
-

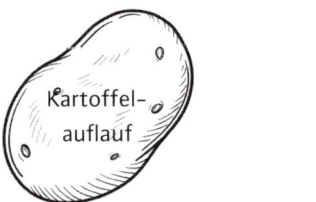

Kartoffel-auflauf

Dienstag ....

-
-
-
-

Mittwoch ....

-
-
-

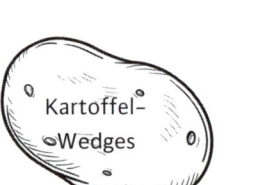

Kartoffel-Wedges

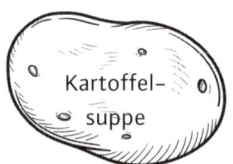

Kartoffel-suppe

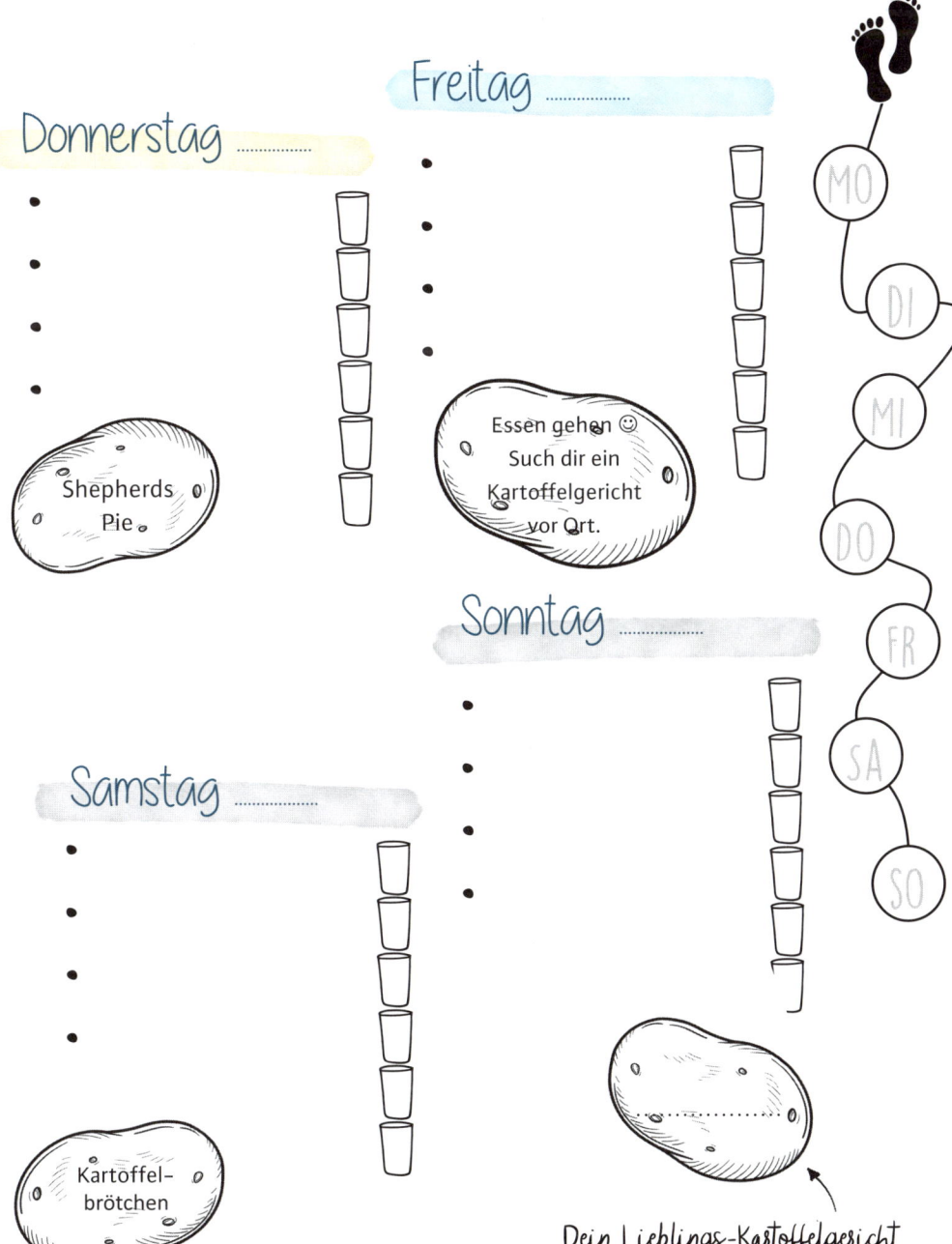

Donnerstag ....

-
-
-
-

Shepherds Pie

Freitag ....

-
-
-
-

Essen gehen ☺
Such dir ein
Kartoffelgericht
vor Ort.

Sonntag ....

-
-
-
-

Samstag ....

-
-
-
-

Kartoffel-brötchen

MO
DI
MI
DO
FR
SA
SO

Dein Lieblings-Kartoffelgericht

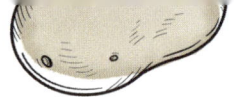

Kartoffel-REZEPTE

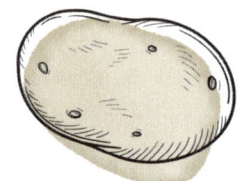

Kartoffelrösti

Zutaten
1 KG FESTKOCHENDE KARTOFFELN
1 ZWIEBEL
2 EL ÖL/BUTTER
2 EL MILCH/MILCHALTERNATIVE

Kartoffeln mit Schale 20 Minuten bissfest kochen und nach dem Abkühlen schälen und raspeln. Die Zwiebel in feine Halbringe schneiden und mit den Kartoffelraspeln mischen. Alles gut mit Salz, Pfeffer & Muskatnuss abschmecken. Das Fett in einer beschichteten Pfanne erhitzen, Kartoffelraspeln reingeben und flachdrücken. Mit Milch beträufeln und bei geringer Hitze abgedeckt 15–20 Minuten braten.
Mithilfe eines Tellers das Rösti wenden und vorherige Schritte wiederholen und weitere 10 Minuten braten. Abschließend mit Quark servieren.
Nahrwerte für eine Person (1/2 der aufgeführten Zutaten): Kalorien 433, Kohlenhydrate 78 g, Fette 7 g, Eiweiß 11 g

Kartoffelbrötchen

Zutaten
700 G KARTOFFELN
120 ML KARTOFFELWASSER
1/2 PACKUNG HEFE
250 G VOLLKORNMEHL
400 G DINKELMEHL
SALZ

Kartoffeln weich kochen und 120 ml des Kochwassers mit der Hefe vermengen. Kartoffeln mit einer Gabel zerdrücken und dann mit den Zutaten vermengen. Gut verkneten und für 40 Minuten abgedeckt ruhen lassen. Abschließend kann der Teig in kleine Brötchen unterteilt werden und kommt bei 185 Grad Ober-/ Unterhitze für 40 Minuten in den Backofen.
Tipp: Damit die Kruste schön wird, kannst du ein Glas Wasser mit in den Ofen geben.
Nährwerte für ein Brötchen (1/12 der aufgeführten Zutaten): Kalorien 222, Kohlenhydrate 43 g, Fette 1 g, Eiweiß 8 g

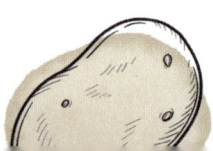

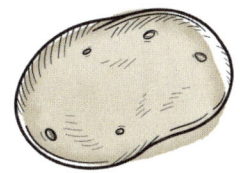

Kartoffelsuppe

Zutaten
1 LITER GEMÜSEBRÜHE
600 G KARTOFFELN
70 G STAUDENSELLERIE
2 KAROTTEN
1 ZWIEBEL
1 KNOBLAUCHZEHE
SALZ, PFEFFER, MUSKATNUSS
1 EL ÖL

Die Kartoffeln mit der Schale 20 Minuten weich kochen. Anschließend schälen und in Stücke schneiden. Die Zwiebel, Staudensellerie, Kartoffeln und die Knoblauchzehe in kleine Stücke schneiden. Das ganze Gemüse mit dem Öl in einem großen Topf scharf anbraten und anschließend mit der Gemüsebrühe ablöschen. Sobald das Gemüse weich gekocht ist, wird alles mit einem Stampfer zerkleinert, sodass eine geschmeidige Konsistenz entsteht. Kräftig würzen. Fertig!
Nährwerte für eine Person (alle aufgeführten Zutaten): Kalorien 582, Kohlenhydrate 98 g, Fette 13 g, Eiweiß 14 g

Kartoffel-Wedges

Zutaten
700 G FESTKOCHENDE KARTOFFELN
3 EL ÖL
1 ZWEIG FRISCHER ROSMARIN
MEERSALZ
PFEFFER
PAPRIKAPULVER

Die Kartoffeln ungeschält in Spalten schneiden und den Rosmarin in kleinste Stücke schneiden. Alle Zutaten in einer Schüssel gut vermischen und abschließend auf einem Blech für 25 Minuten bei 200 Grad Ober-/Unterhitze in den Backofen geben.
Mit einem frischen Salat und Beilage nach Wahl essen.
Nährwerte für eine Person (1/2 der aufgeführten Zutaten): Kalorien 291, Kohlenhydrate 49 g, Fette 6 g, Eiweiß 7 g

Shepherds Pie Das Rezept findest du auf meinem YouTube-Kanal BodyFood.

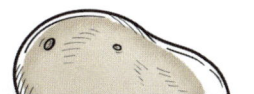

34. Woche

WORKOUT-BOX

Tag	Workout	Stand
Mo		
Di		
Mi		
Do		
Fr		
Sa		
So		

Mo .....

_____
_____
_____
_____
_____

Di ....

_____
_____
_____
_____

Mi ....

_____
_____
_____
_____
_____
_____

Kalorientabelle
Bei einem Körpergewicht
von ca. 60 kg-70 kg

SPORTART	KALORIENVERBRAUCH PRO STUNDE
Radfahren (15–25 km/h)	424–480
Radfahren (25–30 km/h)	540 – 605
Brustschwimmen	590–704
Wandern	177–211
Staubwischen	148–176
Inline-Skating	502–644
Seilspringen	590–704

TO DO'S

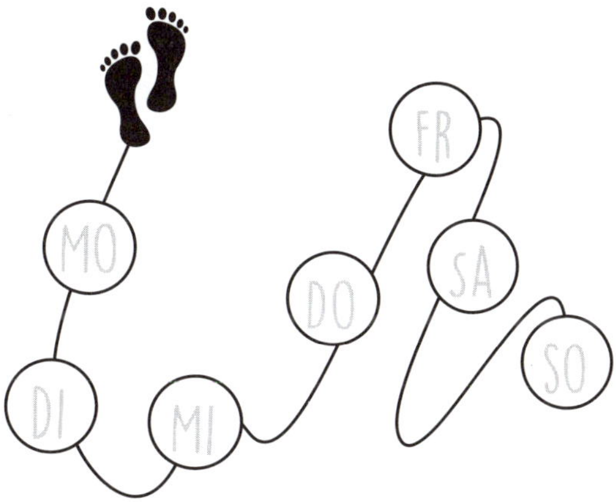

MO · DI · MI · DO · FR · SA · SO

Do .... ☐☐☐☐☐☐

_____

_____

_____

_____

_____

Fr .... ☐☐☐☐☐☐

_____

_____

_____

_____

_____

Sa .... ☐☐☐☐☐☐

_____

_____

_____

_____

_____

_____

_____

So .... ☐☐☐☐☐☐

_____

_____

_____

_____

_____

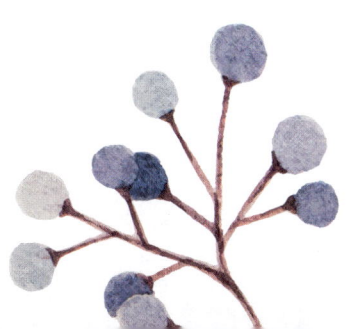

151

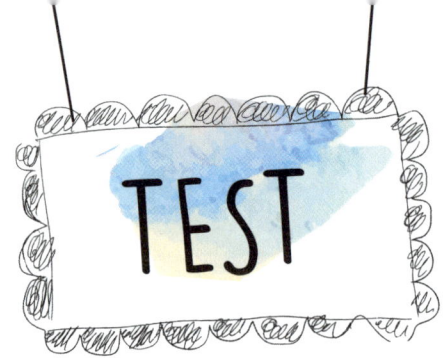

TEST

Bist du ein emotionaler Esser?

○ Hattest du in letzter Zeit viel Stress oder Sorgen?

○ Isst du manchmal, ohne danach zu wissen, wie viel du gerade gegessen hast?

○ Hast du oft den Drang nach einem bestimmten Lebensmittel, ohne das der Hunger nicht gestillt wird?

○ Isst du oft so viel, dass dir danach schlecht wird?

○ Du kriegst plötzlich riesigen Hunger?

○ Kommt der Hunger oft bei starken Gefühlen wie Angst, Trauer oder Stress?

○ Fühlst du dich nach den »Essattacken« schlecht oder unschön?

○ Isst du oft heimlich ohne Gesellschaft?

4 von 8 mit Ja beantwortet? Du bist ein emotionaler Esser. D. h., du verarbeitest Stress oder ähnlich starke Gefühle mit dem unkontrollierten Drang nach Essen. Wichtig ist, dass du dich und deinen Körper dafür nicht verurteilst, denn es gibt ganz viele Ursachen für ein solches Essverhalten. Aber gemeinsam kriegen wir das in den Griff.

5 Tipps WIE EMOTIONALES ESSEN VERHINDERT WERDEN KANN

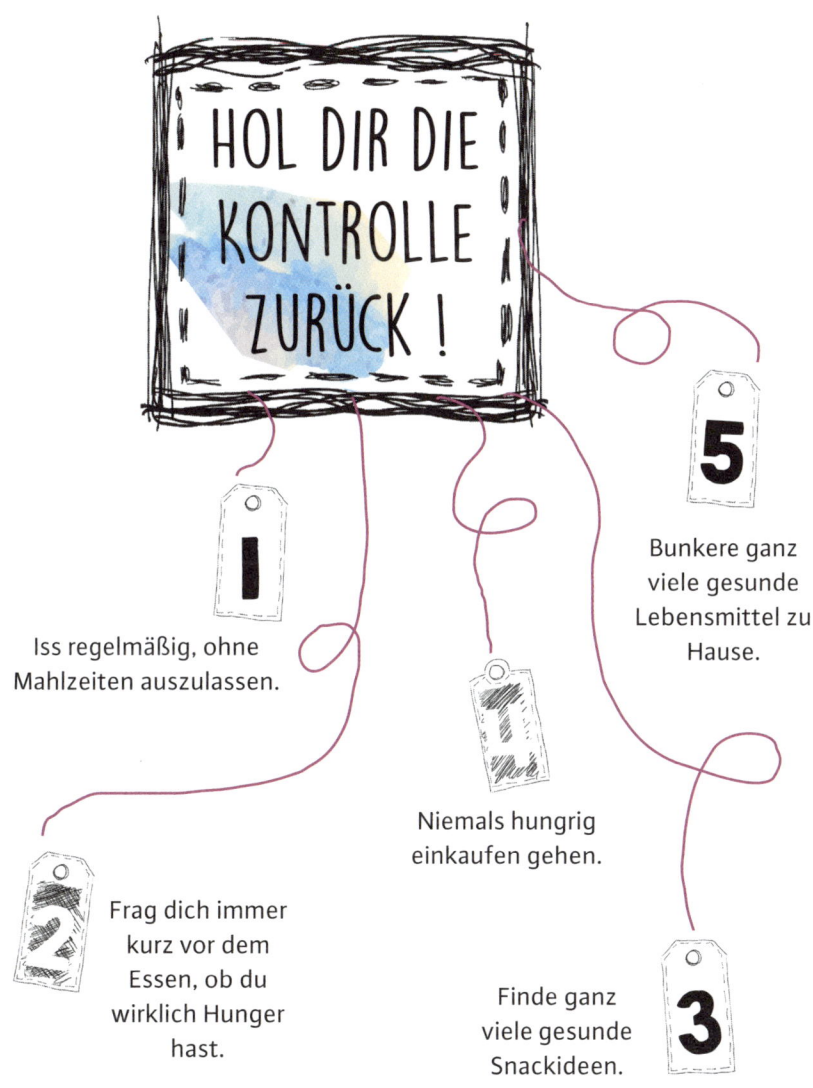

HOL DIR DIE KONTROLLE ZURÜCK !

5 Bunkere ganz viele gesunde Lebensmittel zu Hause.

1 Iss regelmäßig, ohne Mahlzeiten auszulassen.

4 Niemals hungrig einkaufen gehen.

2 Frag dich immer kurz vor dem Essen, ob du wirklich Hunger hast.

3 Finde ganz viele gesunde Snackideen.

35. Woche

Keine Lust mehr, immer alles einzeln abzuwiegen?
Tipp: Hol dir ein paar Messbecher und wiege die wichtigsten Kohlenhydratquellen nach deiner gewünschten Menge ab. Zeichne auf der Höhe mit wasserfestem Stift eine Linie und schreibe die Kohlenhydratquelle mit Kalorienangabe daneben. Beim nächsten Essen geht das Wiegen ruck, zuck.

WORKOUT-BOX

Tag	Workout	Stand
Mo		
Di		
Mi		
Do		
Fr		
Sa		
So		

Montag ....

-
-
-
-

50 g Haferflocken = 190 kcal

Dienstag ....

-
-
-
-

Mittwoch ....

-
-
-
-

TO DO'S

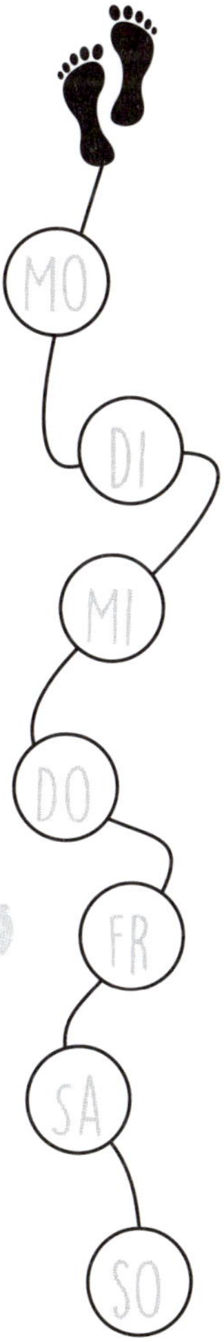

Freitag ....

Donnerstag ....

-
-
-
-

-
-
-
-

Sonntag ....

Samstag ....

-
-
-
-

-
-
-
-

MO

DI

MI

DO

FR

SA

SO

155

36. Woche

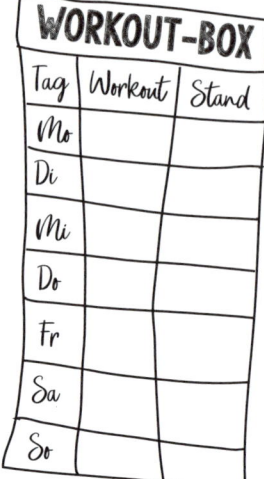

Tag	Workout	Stand
Mo		
Di		
Mi		
Do		
Fr		
Sa		
So		

WORKOUT-BOX

MONTAG ....

_____
_____
_____
_____
_____

MITTWOCH ....

_____
_____
_____

DIENSTAG ....

_____
_____

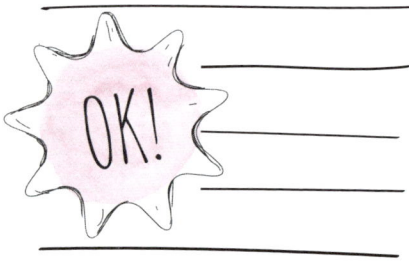

OK!

_____
_____
_____

TO DO'S

DONNERSTAG ....

SAMSTAG ....

FREITAG ....

SONNTAG ....

MO DI MI DO SA FR SO

Workouts

SNAIL THE TAIL

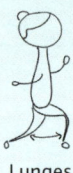

Lunges

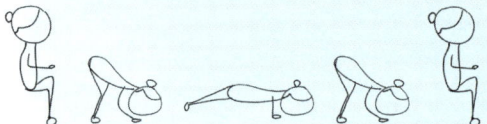

½ Burpee Sumo

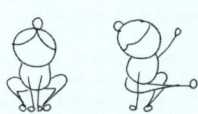

Side Gorilla Stretch

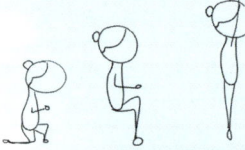

Knee Get up Jump

THE SQUARE

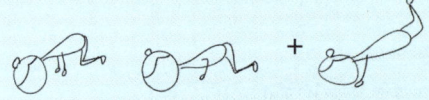

A) Stripper Push up

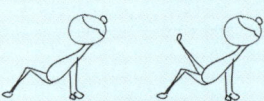

B) Crab Foot throw up

C) Tricep Doggy + Donkey Kick

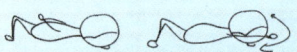

D) Around the World Crunch

Jedes Paket (z. B. A+B oder C+D) 30 Sekunden pro Übung und anschließend 20 Sekunden Pause

Kombination
A + B
D + A
C + B
D + C

Jede Übung 60 Sekunden und nach jeder absolvierten Runde 60 Sekunden Pause

Woche 37-40

BUTTERFLY STEPS

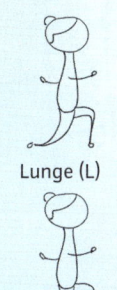

Lunge (L)

Lunge (R)

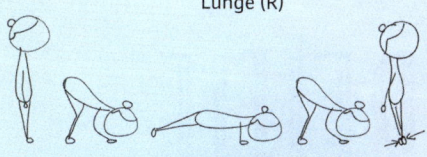

½ Burpee Leg Clap

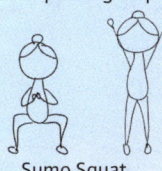

Sumo Squat

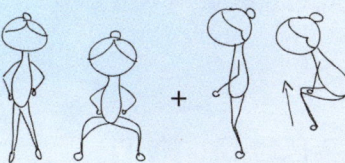

2 × In and out Jumps + 1 × Tuck Jump

1. Runde: 7 Wiederholungen
30 Sekunden Pause zwischen
den Runden

TRIANGLE TO THE MAX

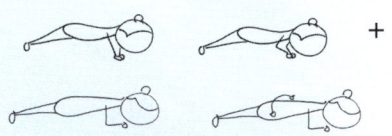

1: 5 × Tricep Push up + 4 × Hip Dip

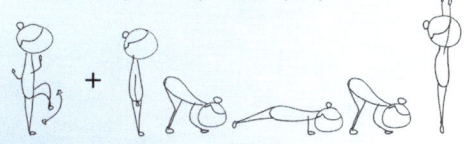

2: 10 × High Knee + 2 × ½ Burpee

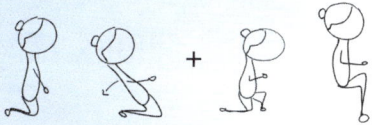

1: Lean back + Knee Get up

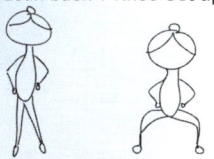

2: In and out Jump

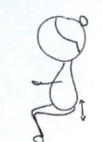

1: Pulse Squat

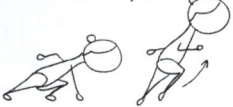

2: Sprinter

1: 90 Sekunden Worktime und
2: 30 Sekunden Worktime
Pausen nach zweiter Übung: 30 Sekunden
2 Runden

37. Woche

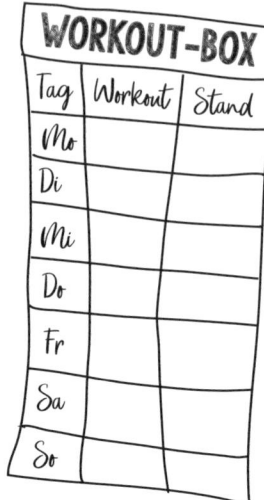

WORKOUT-BOX

Tag	Workout	Stand
Mo		
Di		
Mi		
Do		
Fr		
Sa		
So		

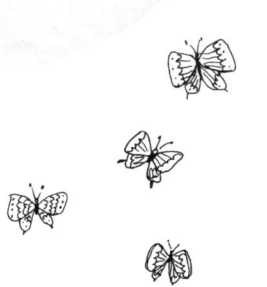

Ich tanze nicht aus der REIHE, ICH LEBE NUR NACH MEINEN EIGENEN REGELN.

To Do's

Montag ....
-
-
-
-

Dienstag ....
-
-
-
-

Mittwoch ....
-
-
-

MO

DI

MI

DO

FR

SA

SO

Donnerstag ....
-
-
-
-

Freitag ....
-
-
-

Samstag ....
-
-
-

Sonntag ....
-
-
-

Ausmist-Log

Zeit ist unser wertvollstes Gut. Daher ist es wichtig, dass du dir Zeit für die Dinge im Leben nimmst, die dir tatsächlich wichtig sind, und Zeitfresser aus deinem Alltag verbannst.

Beobachte nächste Woche
genau, wofür du wie viel Zeit
aufwendest, und schreibe es
in die Tabelle.

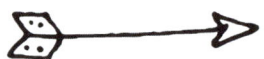

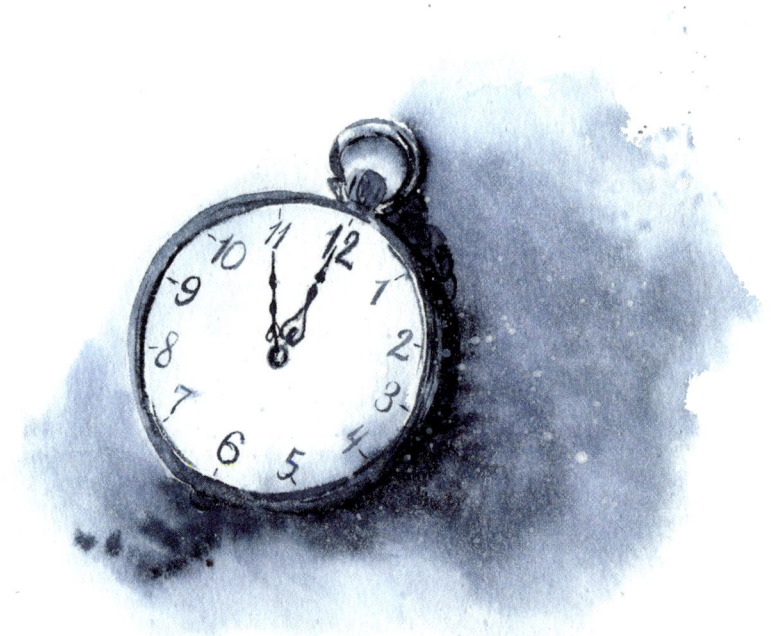

AUSMIST - LOG

Zeit	Mo	Di	Mi	Do	Fr	Sa	So
24-0							
22-23							
20-21							
18-19							
16-17							
14-15							
12-13							
10-11							
8-9							
6-7							
4-5							
2-3							
0-1							

Tage

38. Woche

WORKOUT-BOX		
Tag	Workout	Stand
Mo		
Di		
Mi		
Do		
Fr		
Sa		
So		

Wochen fangen immer besser an mit einem selbst gemachten **GRANOLA**

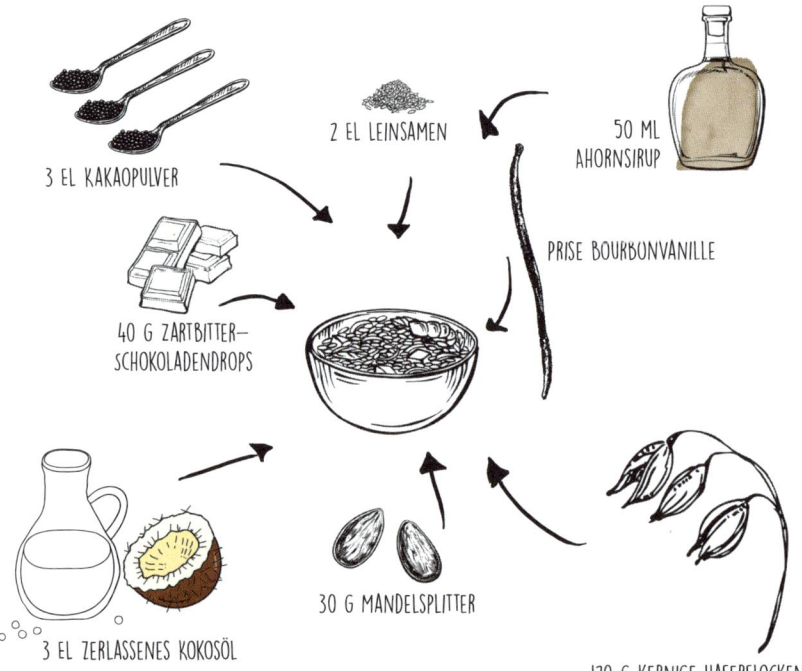

3 EL KAKAOPULVER

2 EL LEINSAMEN

50 ML AHORNSIRUP

40 G ZARTBITTER–SCHOKOLADENDROPS

PRISE BOURBONVANILLE

3 EL ZERLASSENES KOKOSÖL

30 G MANDELSPLITTER

120 G KERNIGE HAFERFLOCKEN

Alle Zutaten in einer großen Schüssel miteinander vermengen und anschließend auf einem Backblech verteilen und bei 160 Grad Ober–/Unterhitze für 45 Minuten in den vorgeheizten Backofen geben (nach der Hälfte der Zeit das Granola einmal mit einem Löffel durchmischen). Das Granola vollkommen abkühlen lassen und dann in einem luftdichten Behälter aufbewahren.

Nährwerte für eine Portion (1/10 der aufgeführten Zutaten): Kalorien 150, Kohlenhydrate 8 g, Fette 8 g, Eiweiß 4 g

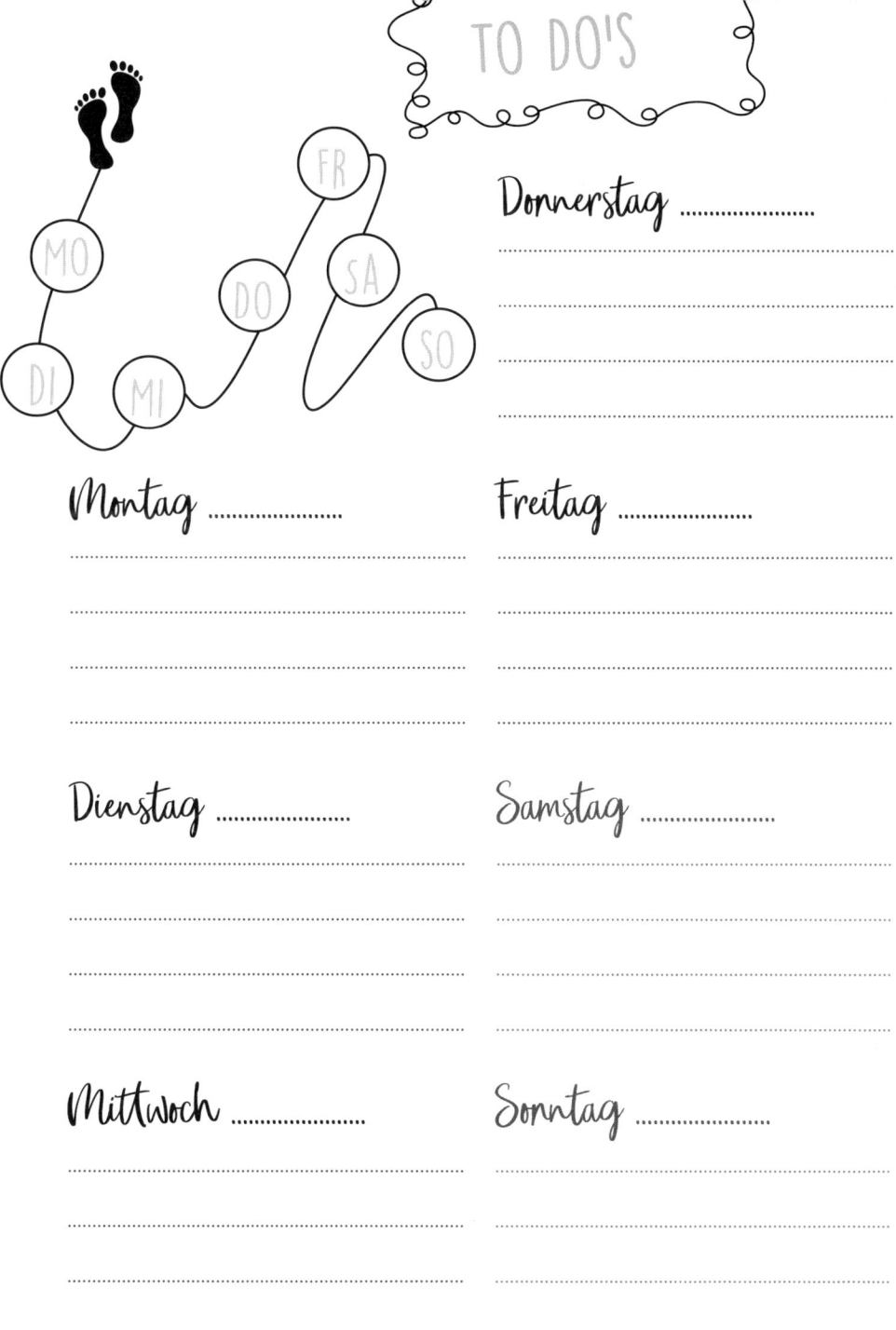

TO DO'S

MO
FR
DO
SA
DI
MI
SO

Donnerstag ....

....
....
....
....

Montag ....

....
....
....
....

Freitag ....

....
....
....
....

Dienstag ....

....
....
....
....

Samstag ....

....
....
....
....

Mittwoch ....

....
....
....
....

Sonntag ....

....
....
....
....

Zeitfresser-Übung

Hast du letzte Woche gemerkt, dass du mehr Zeit für dich brauchst und für Dinge, die dir wichtig sind?
Dann ist es höchste Zeit auszumisten!

SCHREIBE DEINE PERSÖNLICHEN ZEITFRESSER ZU DER LISTE DAZU:

Unnötiger Perfektionismus

Social Media durchstöbern

Unnötige Bekanntschaften

....

....

....

Zeit-Raupe

Damit du nicht in alte Muster verfällst, soll dir diese Motivationsraupe helfen. Erweitere sie immer um einen Körper, wenn du wieder einen Tag ohne Zeitfresser durchlebt hast.

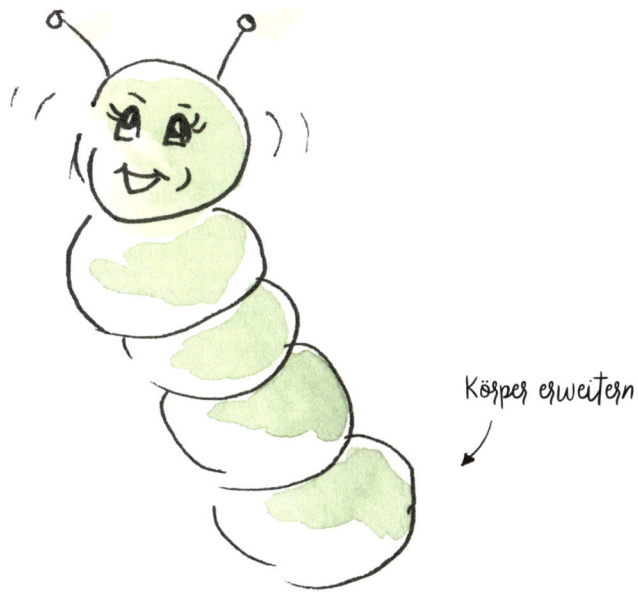

Körper erweitern

39. Woche

Gesunde
VORRATSSCHRÄNKE
SIND KLEINE LEBENSRETTER
AN STRESSIGEN TAGEN

WORKOUT-BOX

Tag	Workout	Stand
Mo		
Di		
Mi		
Do		
Fr		
Sa		
So		

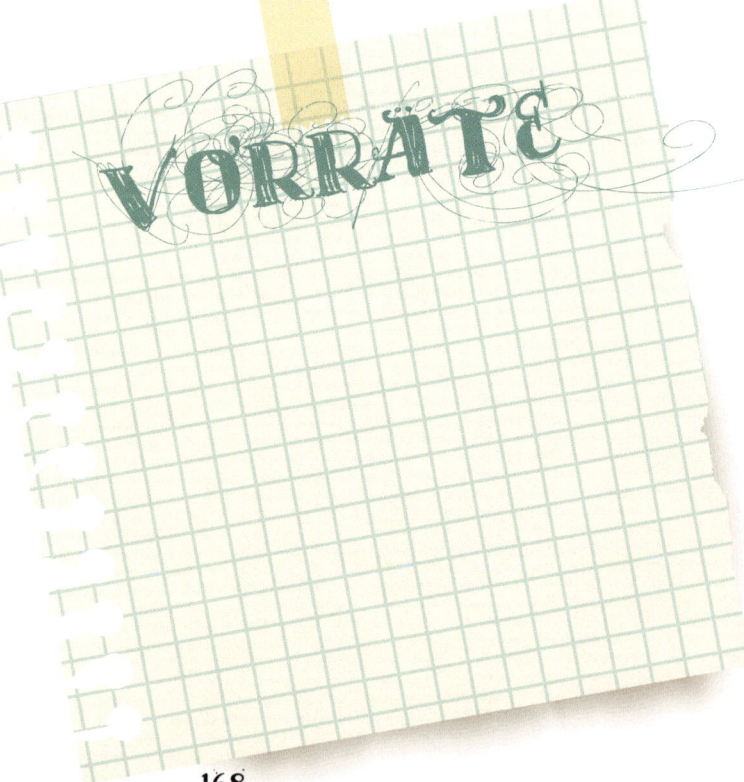

VORRÄTE

Durchstöbere mal deinen gesunden Vorratsschrank und gucke, was du wieder aufstocken könntest.

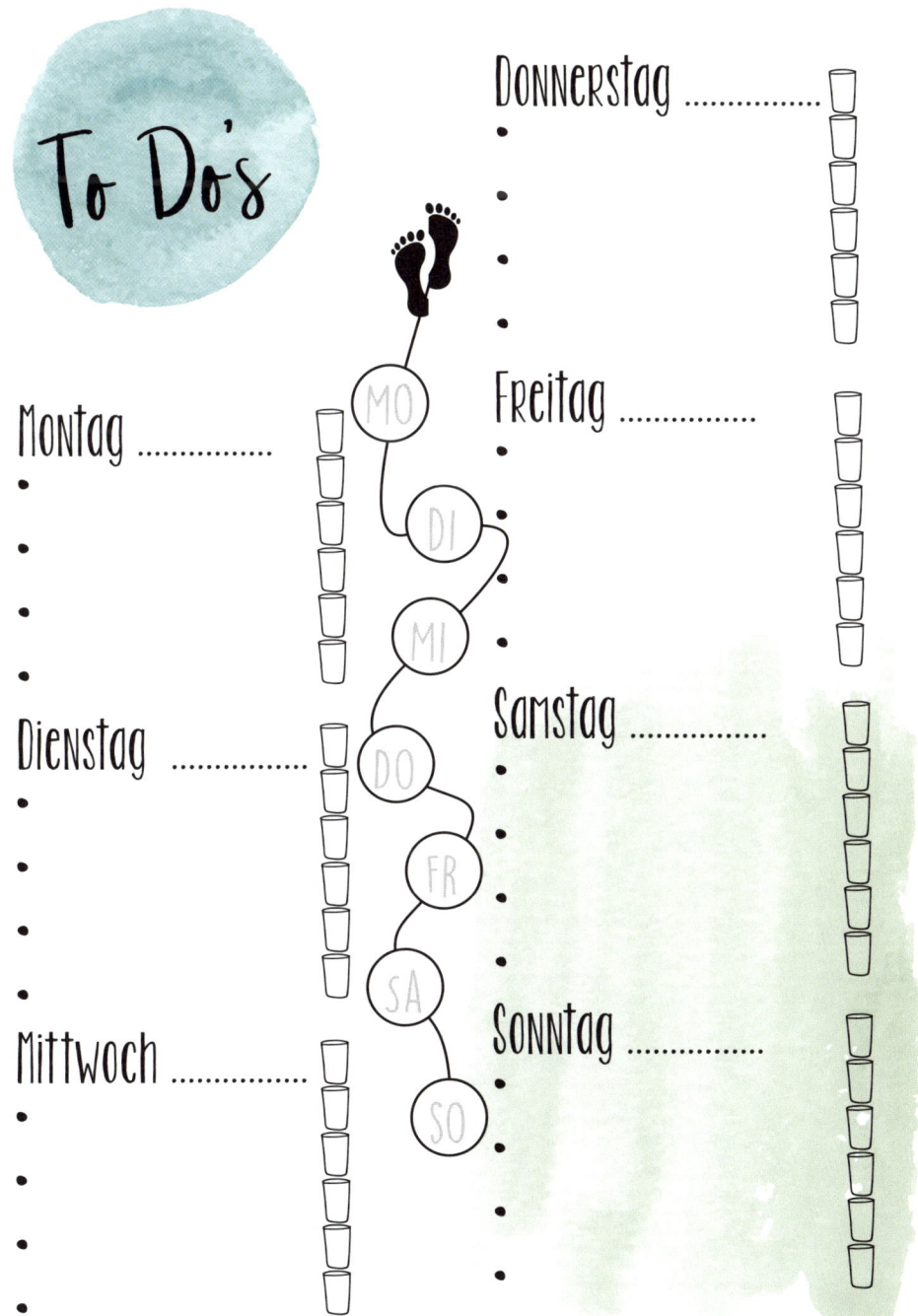

To Do's

Montag ....
-
-
-
-

Dienstag ....
-
-
-
-

Mittwoch ....
-
-
-
-

Donnerstag ....
-

Freitag ....
-

Samstag ....
-

Sonntag ....
-

MO
DI
MI
DO
FR
SA
SO

Endspurt!

Miss und wiege dich noch einmal. Blättere zurück und schau, was sich in den letzten Monaten bereits alles verändert hat. Jetzt geben wir noch einmal alles!

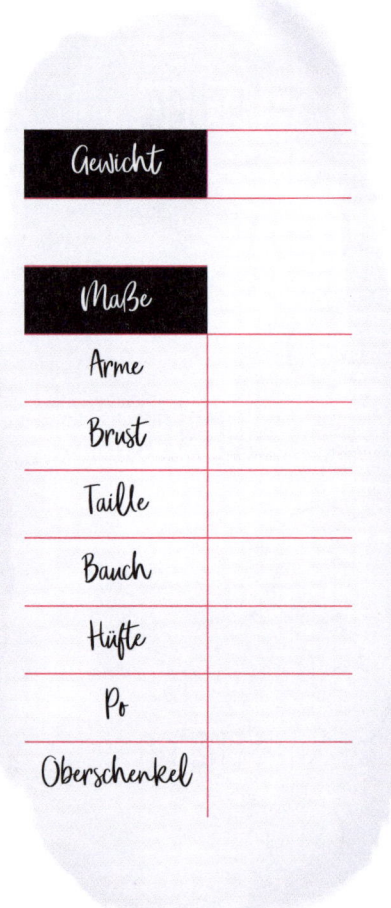

Gewicht	
Maße	
Arme	
Brust	
Taille	
Bauch	
Hüfte	
Po	
Oberschenkel	

4 Gründe, WARUM DU DICH NUR ALLE 2–3 WOCHEN wiegen SOLLTEST

1. Gewichtsschwankungen aufgrund des Menstruationszyklus, salzigen Essens führen zu Wassereinlagerungen, die einen an manchen Tagen schwerer machen.

2. Dein Aussehen hängt nicht ab von der Zahl auf der Waage.

3. Zu oft wiegen kann zu Frustration führen, was wiederum hormonell die Abnahme hemmt.

4. Muskelmasse ist ein Kalorienfresser und ein Schwergewicht, sodass du schlanker aussiehst, aber eventuell schwerer wirst.

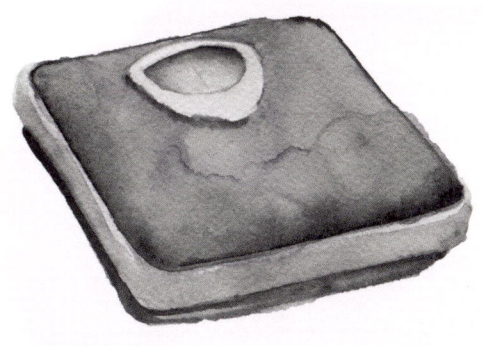

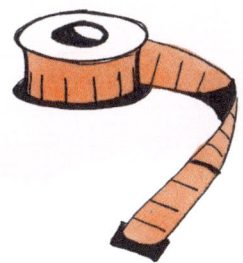

40. Woche

Kaufe oder bestelle dir ein sog. Loop-Band. Dies ist eine Art Thera-Band, dessen Enden miteinander verbunden sind. Gerne auch in zwei unterschiedlichen Stärken. Warum, erfährst du nächste Woche.

WORKOUT-BOX

Tag	Workout	Stand
Mo		
Di		
Mi		
Do		
Fr		
Sa		
So		

Mo ......

_____
_____
_____
_____

Di ....

_____
_____
_____
_____

Mi ....

_____
_____
_____
_____
_____

TO DO'S

MO DI MI DO FR SA SO

Do .... ☐☐☐☐☐☐

_____
_____
_____
_____
_____

Fr .... ☐☐☐☐☐☐

_____
_____
_____
_____
_____

Sa .... ☐☐☐☐☐☐

_____
_____
_____
_____
_____
_____
_____

So .... ☐☐☐☐☐☐

_____
_____
_____
_____
_____
_____

173

Workouts Woche

THE SQUARE

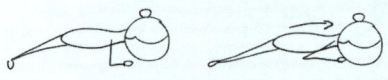

A) Lean forward Plank

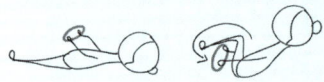

B) 10 × Heel Touch + 2 × Surfer Turn

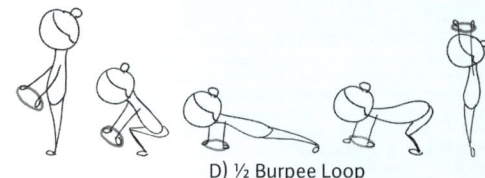

C) Crunch under Loop

D) ½ Burpee Loop

WINDMILL EXTREME

CIRCLE-ELEMENT: Side low Walk Loop

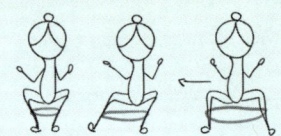

RAY-ELEMENTS: Big Jump Run back

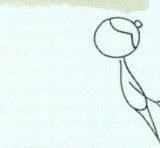

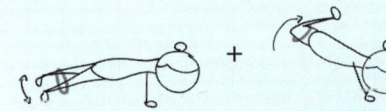

5 × Plank Star Jump Loop + 3 × Donkey Kick Loop

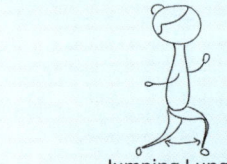

Jumping Lunges

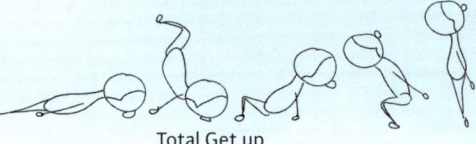

Total Get up

Jedes Paket (z. B. A+B oder C+D) 50 Sekunden pro Übung und anschließend 20 Sekunden Pause

Kombination
A + B
D + A
C + B
D + C

Immer abwechselnd das Circle-Element mit den Ray-Elementen: 50 Sekunden Worktime und 10 Sekunden Pause

41-44 (mit Loops)

△ TRIANGLE TO THE MAX

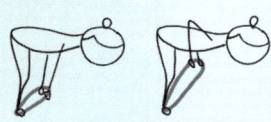

1: Rows Loop

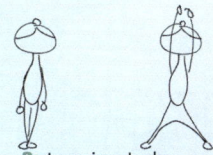

2: Jumping Jacks

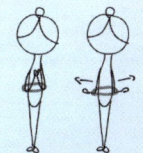

1: In and out Arms Loop

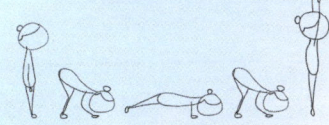

2: ½ Burpee

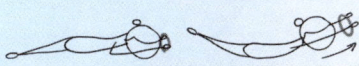

1: Superman Loop

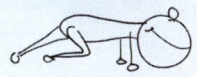

2: Mountain Climbers

1: 60 Sekunden und

2: 40 Sekunden

Pausen nach zweiter Übung: 30 Sekunden

1 Runde

BUTTERFLY STEPS ⋈

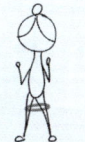 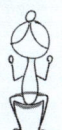

Sumo Squat Loop

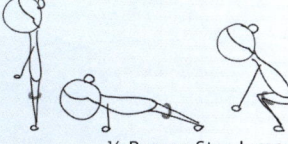

½ Burpee Star Jump Loop

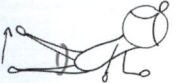

Side Leg Lift Loop (L)

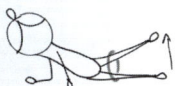

Side Leg Lift Loop (R)

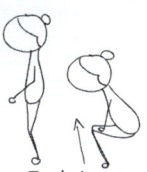

Tuck Jump

1. Runde: 6 Wiederholungen
30 Sekunden Pause zwischen den
Runden

41. Woche

WORKOUT-BOX

Tag	Workout	Stand
Mo		
Di		
Mi		
Do		
Fr		
Sa		
So		

MONTAG ....

_____
_____
_____
_____
_____

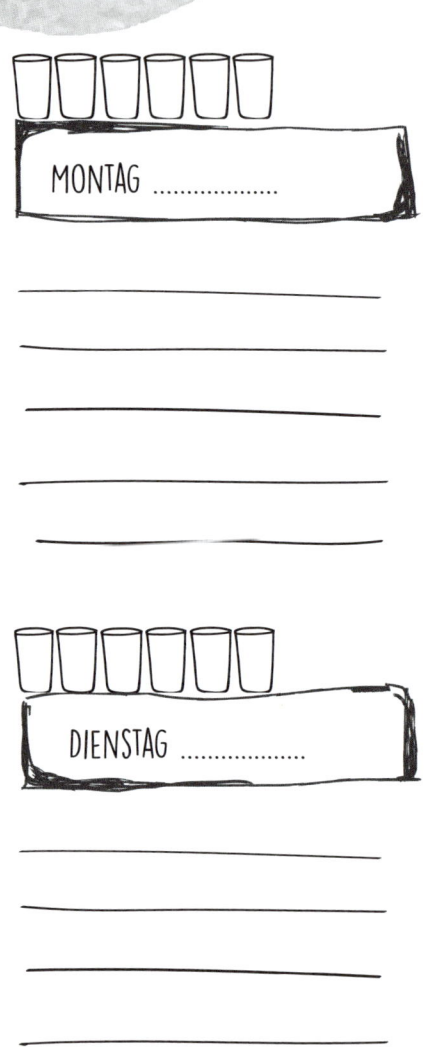

MITTWOCH ....

_____
_____
_____

DIENSTAG ....

_____
_____
_____
_____
_____

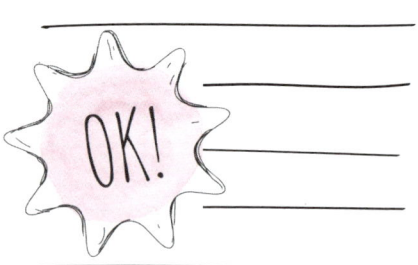

OK!

_____

TO DO'S

DONNERSTAG ....

SAMSTAG ....

FREITAG ....

SONNTAG ....

MO   DI   MI   DO   FR   SA   SO

5-Minuten-
SATTMACHER–SALATE

Kichererbsen-Salat

Zutaten
1 DOSE KICHERERBSEN, ABGETROPFT
1 ENTSTEINTE AVOCADO
1 HANDVOLL PETERSILIE, KLEIN GESCHNITTEN
1 FRÜHLINGSZWIEBEL, IN FEINE RINGE GESCHNITTEN
200 G FETA–KÄSE, MIT DER HAND ZERBRÖSELT
100 G CHERRYTOMATEN
2 SCHEIBEN VOLLKORNBROT, IN WÜRFEL GESCHNITTEN
SOßE: 2 EL OLIVENÖL, 1/2 LIMETTE, SALZ & PFEFFER

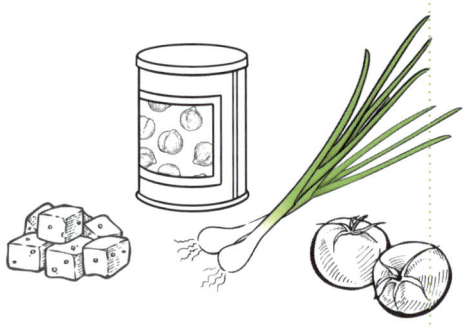

Nährwerte für eine Person (1/3 aller aufgeführten Zutaten): Kalorien 451, Kohlenhydrate 30 g, Fette 29 g, Eiweiß 15 g

Haferflocken-Salat

Zutaten
50 G KERNIGE HAFERFLOCKEN
1 ROTE ZWIEBEL, IN KLEINE WÜRFEL GESCHNITTEN
2 HART GEKOCHTE EIER, KLEIN GESCHNITTEN
30 G GERASPELTE KAROTTE
50 G BABYSPINAT
SOßE: 3 EL JOGHURT, 2 EL AHORNSIRUP, 4 EL WASSER, 1 EL ESSIG, SALZ & PFEFFER
ETWAS FRISCHER DILL

Nährwerte für eine Person (alle aufgeführten Zutaten): Kalorien 479, Kohlenhydrate 57 g, Fette 15 g, Eiweiß 24 g

Alle Zutaten in einer Schüssel miteinander vermengen – fertig!

Grüner Salat

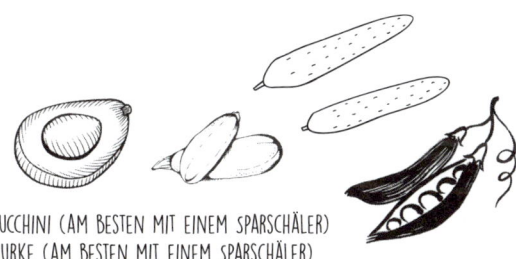

Zutaten
70 G IN DÜNNE SCHEIBEN GESCHNITTENE ZUCCHINI (AM BESTEN MIT EINEM SPARSCHÄLER)
50 G IN DÜNNE SCHEIBEN GESCHNITTENE GURKE (AM BESTEN MIT EINEM SPARSCHÄLER)
1 AVOCADO, IN STÜCKE GESCHNITTEN
70 G GEFRORENE ERBSEN MIT KOCHENDEM WASSER ÜBERGOSSEN, 5 MINUTEN ZIEHEN LASSEN UND WASSER ABGIESSEN
1 EL SESAM
SOSSE: 1 EL TAHIN/SESAMPASTE, 1/2 ZITRONE, 1 KLEIN GESCHNITTENE KNOBLAUCHZEHE, SALZ & PFEFFER

Nährwerte für eine Person (alle aufgeführten Zutaten): Kalorien 437, Kohlenhydrate 24 g, Fette 32 g, Eiweiß 12 g

TexMex-Salat

Zutaten
100 G MAIS AUS DER DOSE
100 G KIDNEYBOHNEN AUS DER DOSE
50 G KLEIN GESCHNITTENE CHERRYTOMATEN
70 G IN WÜRFEL GESCHNITTENE GURKE
1 ROTE ZWIEBEL, IN RINGE GESCHNITTEN
30 G SCHWARZE OLIVEN, KLEIN GESCHNITTEN
15 G JALAPEÑOS
SOSSE: 1/2 LIMETTE, GEHACKTE PETERSILIE, 2 EL OLIVENÖL, 2 EL HONIG,
SALZ & PFEFFER (NACH BELIEBEN CHILIFLOCKEN)

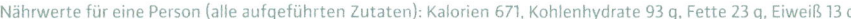

Nährwerte für eine Person (alle aufgeführten Zutaten): Kalorien 671, Kohlenhydrate 93 g, Fette 23 g, Eiweiß 13 g

42. Woche

To Do's

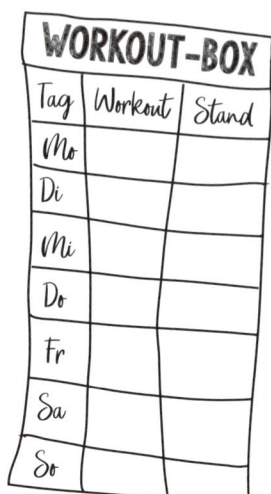

WORKOUT-BOX

Tag	Workout	Stand
Mo		
Di		
Mi		
Do		
Fr		
Sa		
So		

Montag ....

-
-
-
-

Dienstag ....

-
-
-
-

Mittwoch ....

-
-
-
-

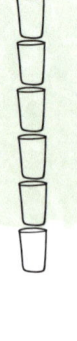

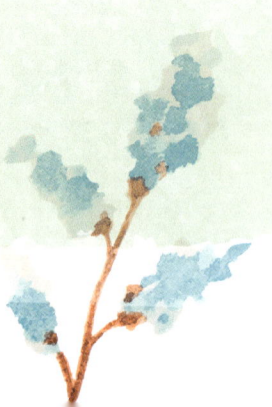

Wusstest du?

Essenzielle Aminosäuren sind solche, die der Körper nicht selbst herstellen kann und somit mit der Nahrung aufnehmen muss.

Aminosäuren sind die notwendigen Bausteine der Proteine, und Proteine sind die Bausteine der Muskulatur. Es gibt insgesamt 8 essenzielle Aminosäuren (Isoleucin, Leucin, Lysin, Methionin, Phentylalanin, Threonin, Tryptophan und Valin).

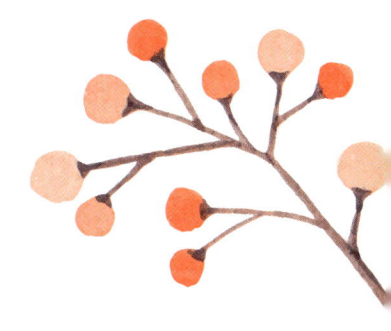

Donnerstag ....

-
-
-
-

Freitag ....

-
-
-
-

Samstag ....

-
-
-

Sonntag ....

-
-
-

MO

DI

MI

DO

FR

SA

SO

Knack-Po-Guide

Vor den beinlastigen Workouts zu Beginn ein paar
PO-AKTIVIERUNGS-ÜBUNGEN mit dem Loop:

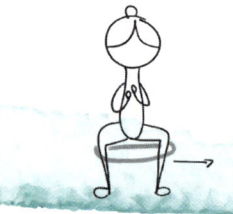 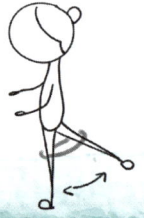 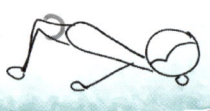

Achte auf deine Ausführung in den Squats

Faszientraining 1–2-mal die Woche, um Cellulite zu vermeiden

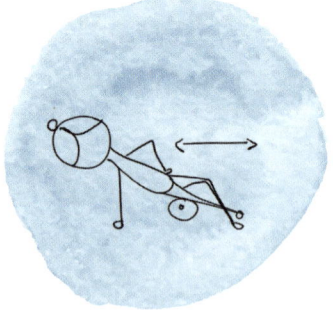

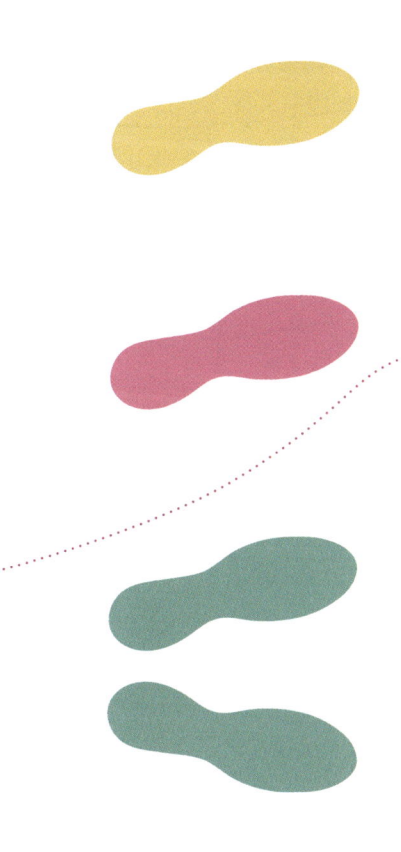

FußSTELLUNG

Füße nah nebeneinanderstellen.
Gewicht auf den Fersen.
Übung: Squats

Beansprucht vor allem die Pomuskulatur.

Füße schulterbreit hinstellen.
Füße zeigen geradeaus.
Gewicht auf den Fersen.
Übung: Squats

Beansprucht vor allem die Vorderseite
der Oberschenkelmuskulatur, aber auch
teilweise den Po.

Füße mehr als schulterbreit auseinander.
Zehen zeigen leicht nach außen.
Gewicht ist auf den Fersen.
Übung: Sumo Squats

Beansprucht vor allem die Innenseite
der Oberschenkel und auch die seitliche
Pomuskulatur.

43. Woche

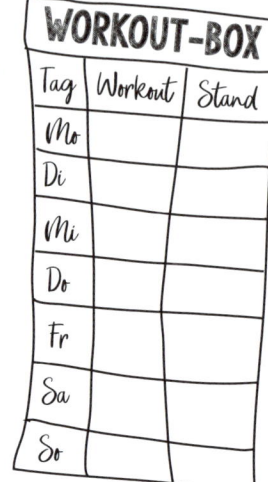

WORKOUT-BOX

Tag	Workout	Stand
Mo		
Di		
Mi		
Do		
Fr		
Sa		
So		

TO DO'S

Mo ...... ☐☐☐☐☐☐

_____
_____
_____
_____
_____

Mi .... ☐☐☐☐☐☐

_____
_____
_____
_____
_____
_____
_____

Di .... ☐☐☐☐☐☐

_____
_____
_____
_____
_____

Do .... ☐☐☐☐☐☐

_____
_____
_____
_____
_____
_____

KLEINE
Glücklichmacher

Schreibe deine schönsten Glücklichmacher auf:

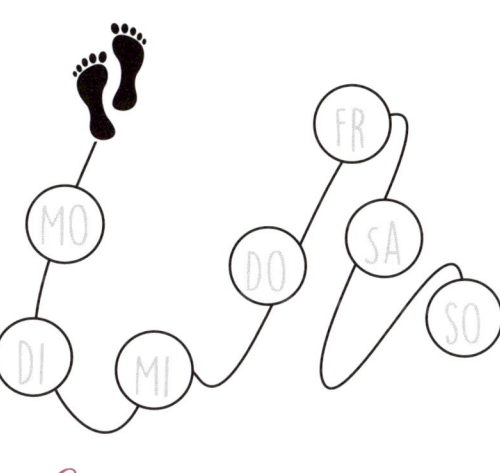

Sa ....

_____
_____
_____
_____
_____
_____
_____

Fr ....

_____
_____
_____
_____
_____

So ....

_____
_____
_____
_____
_____
_____

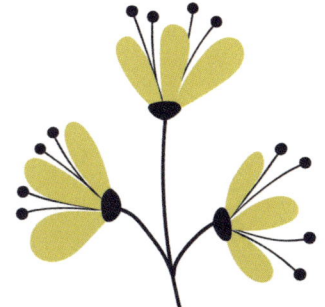

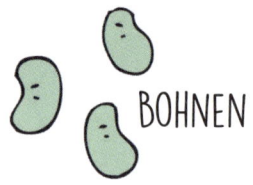

BOHNEN

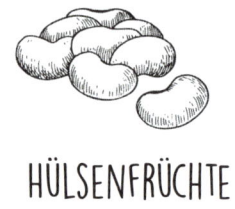

HÜLSENFRÜCHTE

LEBENSMITTEL MIT
essenziellen Aminosäuren

Wie du bereits weißt, müssen wir die 9 essenziellen Aminosäuren durch die Nahrung zu uns nehmen. Dabei ist es wichtig, dass die gesamte Bandbreite der 8 Aminosäuren aufgenommen wird, da sie nur als Team richtig funktionieren (sog. limitierende Aminosäuren). Bei tierischen Proteinquellen wie Fleisch und Ei ist diese Wertigkeit bzw. die Aufnahmefähigkeit durch den Körper ohne Weiteres gegeben. Bei pflanzlichen Aminosäuren bzw. Eiweißquellen gehört über den Tag verteilt etwas Planung dazu, damit die essenziellen Aminosäuren gleichmäßig im Körper verwertet werden können.

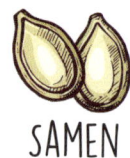

SAMEN

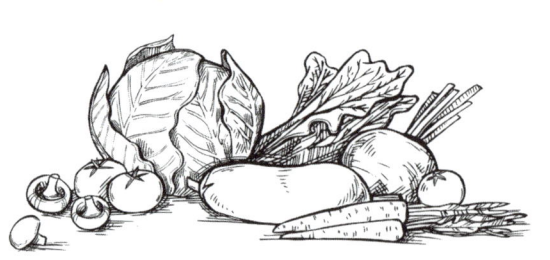

GEMÜSE

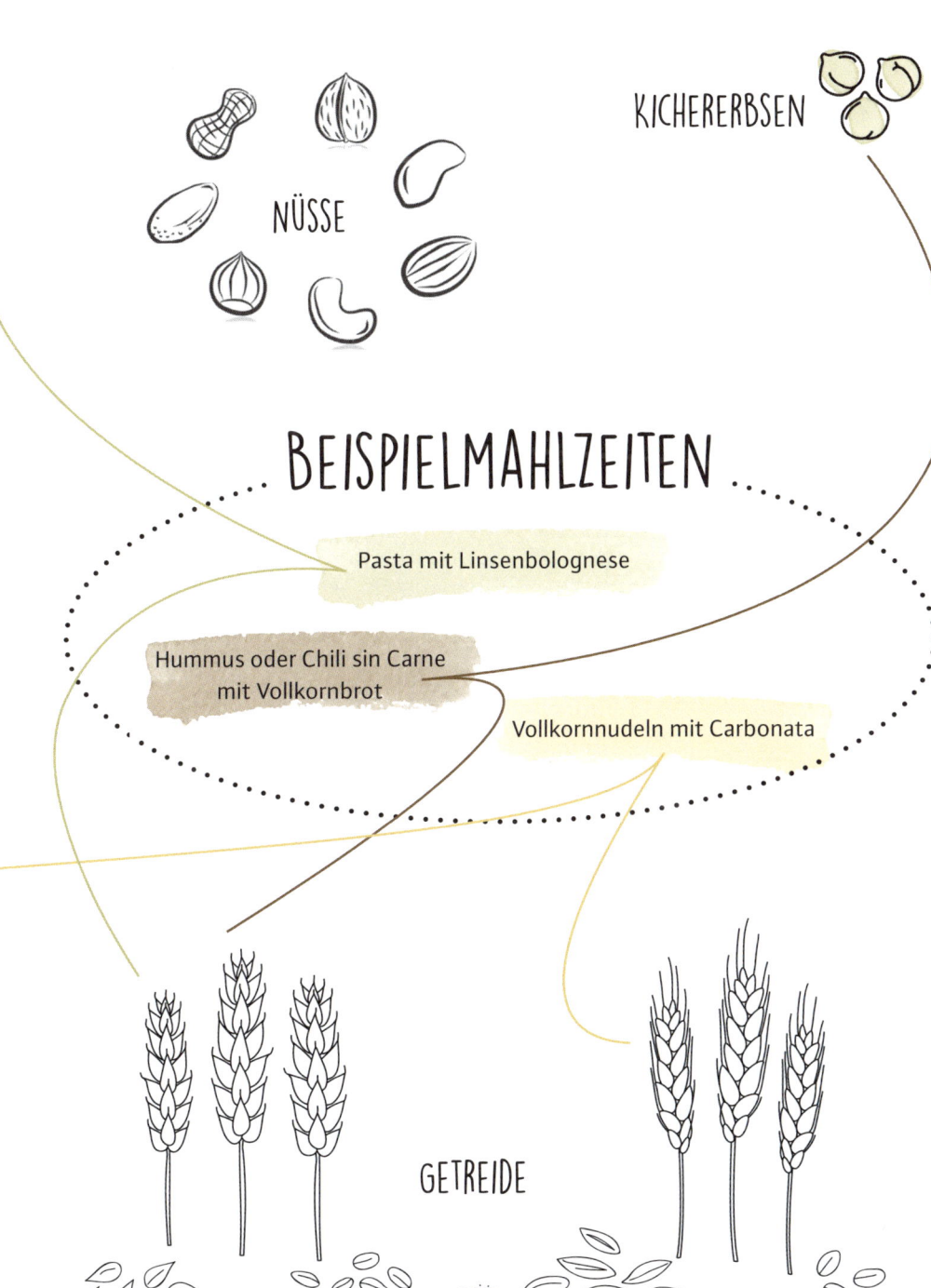

KICHERERBSEN

NÜSSE

BEISPIELMAHLZEITEN

Pasta mit Linsenbolognese

Hummus oder Chili sin Carne
mit Vollkornbrot

Vollkornnudeln mit Carbonata

GETREIDE

44. Woche

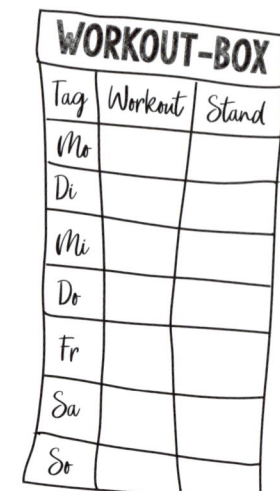

WORKOUT-BOX

Tag	Workout	Stand
Mo		
Di		
Mi		
Do		
Fr		
Sa		
So		

Montag ....

-
-
-
-

Mittwoch ....

-
-
-
-

Dienstag ....

-
-
-
-

Freitag ....

Donnerstag ....

-
-
-
-

Sonntag ....

-
-
-
-

Samstag ....

-
-
-
-

MO

DI

MI

DO

FR

SA

SO

Stelle deine Workouts selbst zusammen, indem du dir von den letzten Workouts des Jahres die 4 Lieblings-Workouts aussuchst und die nächsten 4 Wochen wiederholst.

Meine

1.

2.

Workouts

3.

4.

45. Woche

AUFGABE:

Schätze, wie viele Kalorien du anteilig am Tag für deine Aktivitäten verbrauchst.
Unterteile und male das Kuchendiagramm entsprechend aus.

Teile das Kuchendiagramm selbst ein und verwende dabei unterschiedliche Farben:

SPORT   SCHLAFEN   ARBEIT/SCHULE   ALLTÄGLICHE BEWEGUNG   ERHOLUNG

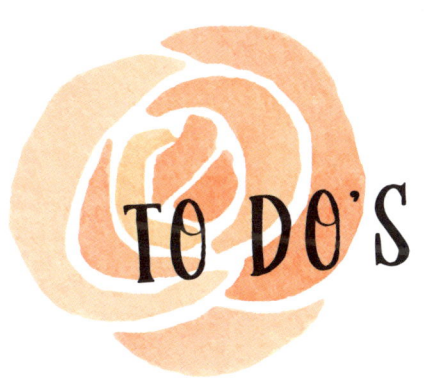

TO DO'S

Donnerstag ....

☐
☐
☐
☐
☐

Montag ....

☐
☐
☐
☐
☐
☐

Freitag ....

☐
☐
☐
☐
☐

Dienstag ....

☐
☐
☐
☐
☐

Samstag ....

☐
☐
☐
☐
☐

Mittwoch ....

☐
☐
☐
☐
☐
☐

Sonntag ....

☐
☐
☐
☐
☐

MO
DI
MI
DO
FR
SA
SO

Kalorienverbrauch

Wie hast du dich beim Kuchendiagramm entschieden?

Es gibt 4 Arten von Kalorienverbrauch, den wir am Tag durchleben:

RMR

Resting Metabolic Rate (RMR) = Dein Kalorienumsatz ohne jegliche Bewegung (Grundumsatz) ((70 %))

TEA

Exercise Activity Thermogenesis (EAT) = Kalorienverbrauch aufgrund von Sport ((5 %))

TEF

Thermic Effekt of Food (TEF) = Umsatz aufgrund von Stoffwechselprozessen ((10 %))

NEAT

None Exercise Activity Thermognensis (NEAT) = Kalorien, die du durch unbewusste Bewegung verbrauchst (z. B. Erledigungen, Zappeln, Aufräumen) ((15 %))

Wie kannst du neben Sport deinen Kalorienverbrauch mehr beeinflussen:

RMR nicht beeinflussbar

TEA HiiT erhöht den Umsatz bis zu 24 Stunden nach Beendigung der Sporteinheit

TEF viele unverarbeitete Lebensmittel essen

NEAT Bewegung im Alltag suchen und nicht umgehen

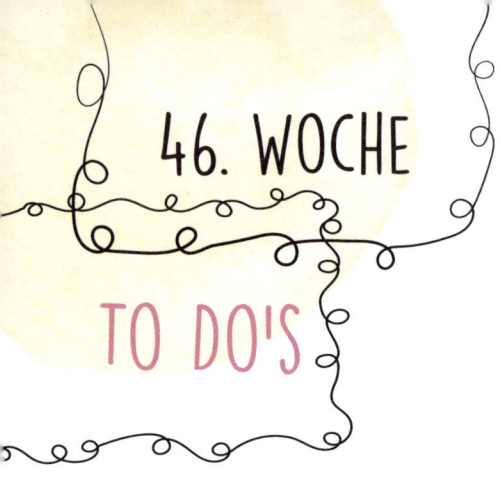

46. WOCHE

TO DO'S

WORKOUT-BOX

Tag	Workout	Stand
Mo		
Di		
Mi		
Do		
Fr		
Sa		
So		

Montag ....

....

....

....

Dienstag ....

....

....

....

Mittwoch ....

....

....

....

Donnerstag ....

....

....

....

Freitag ....

....

....

....

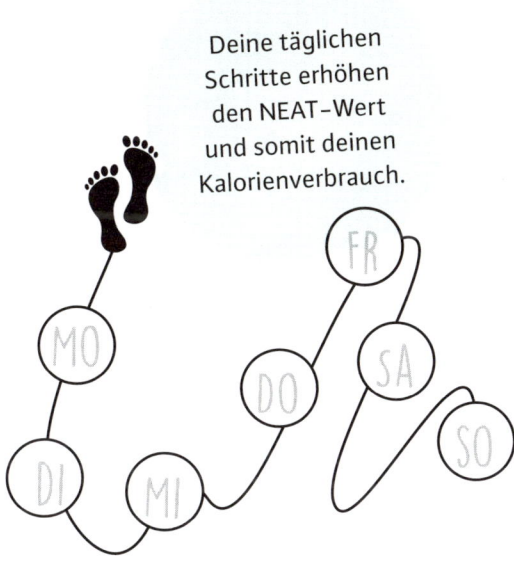

Deine täglichen
Schritte erhöhen
den NEAT-Wert
und somit deinen
Kalorienverbrauch.

Mehr unverarbeitete
Kohlenhydrate für
mehr TEF-Verbrauch!

SPAGHETTI –> KARTOFFEL/SÜßKARTOFFEL

BROT –> HAFERFLOCKEN

ASIA-NUDELN –> REIS

Samstag ....

....
....
....

Sonntag ....

....
....
....

47. Woche

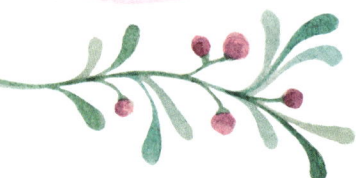

WORKOUT-BOX

Tag	Workout	Stand
Mo		
Di		
Mi		
Do		
Fr		
Sa		
So		

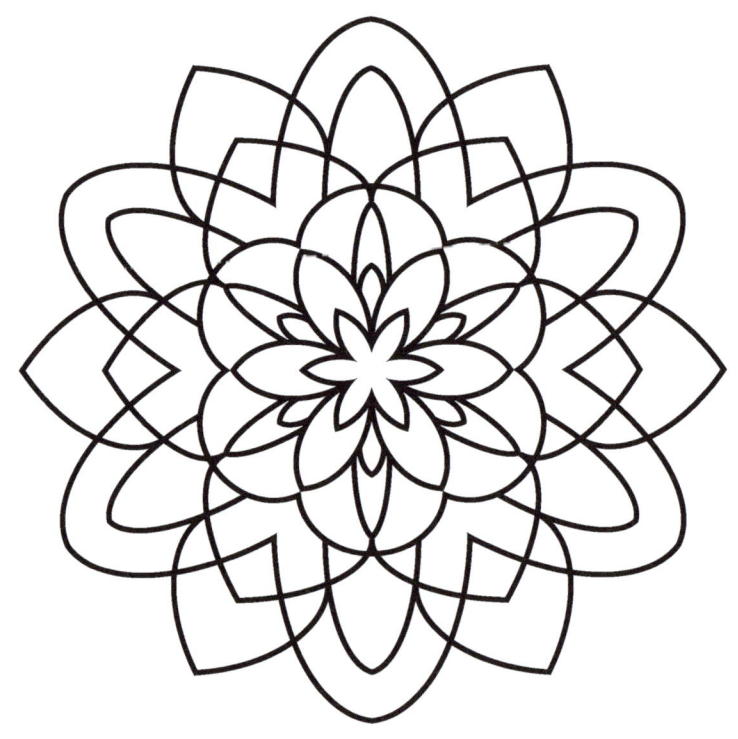

NIMM DIR ZEIT FÜR DICH.

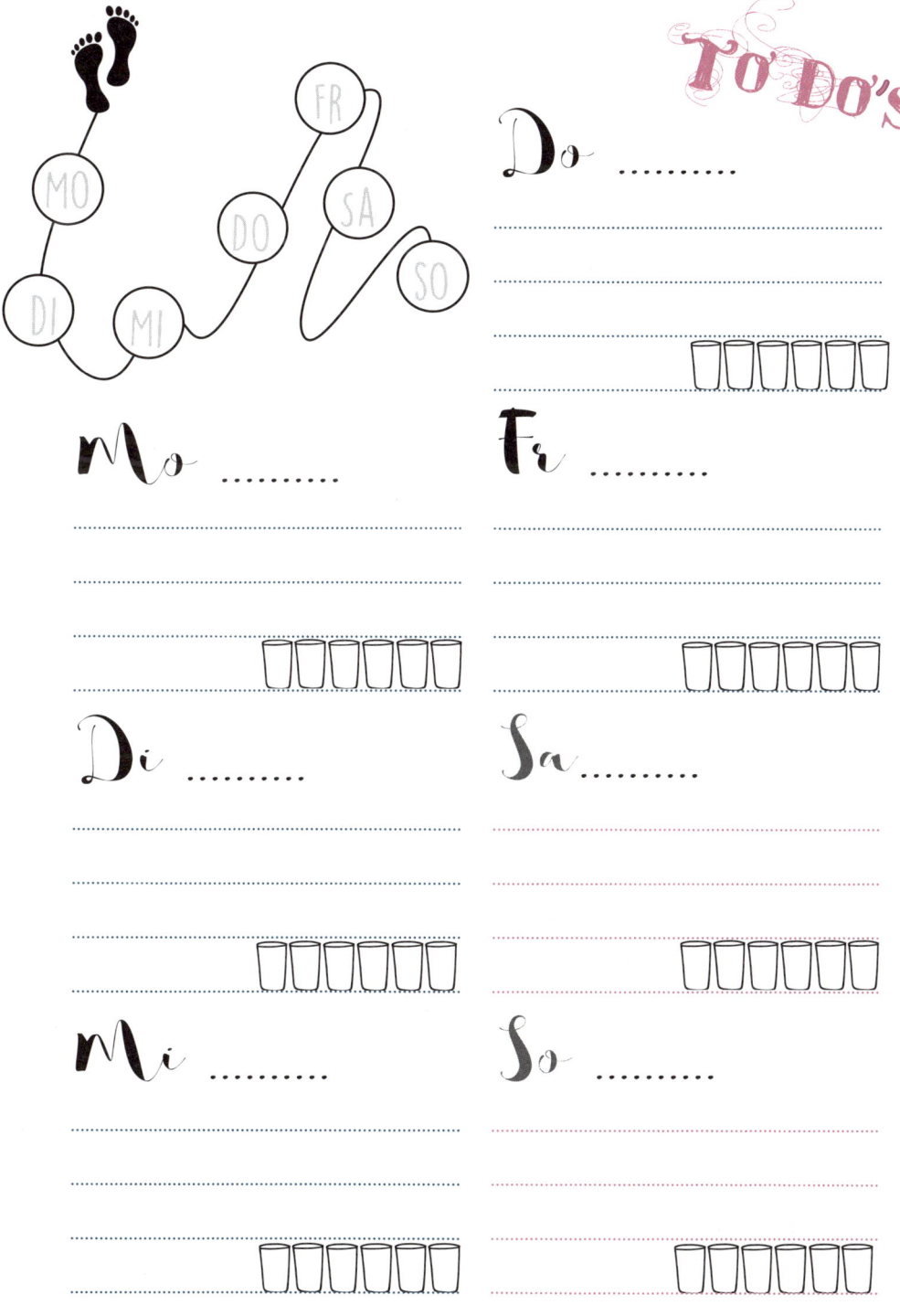

Do ....

Mo ....

Fr ....

Di ....

Sa ....

Mi ....

So ....

Dehn-TRACKER

Regeln:

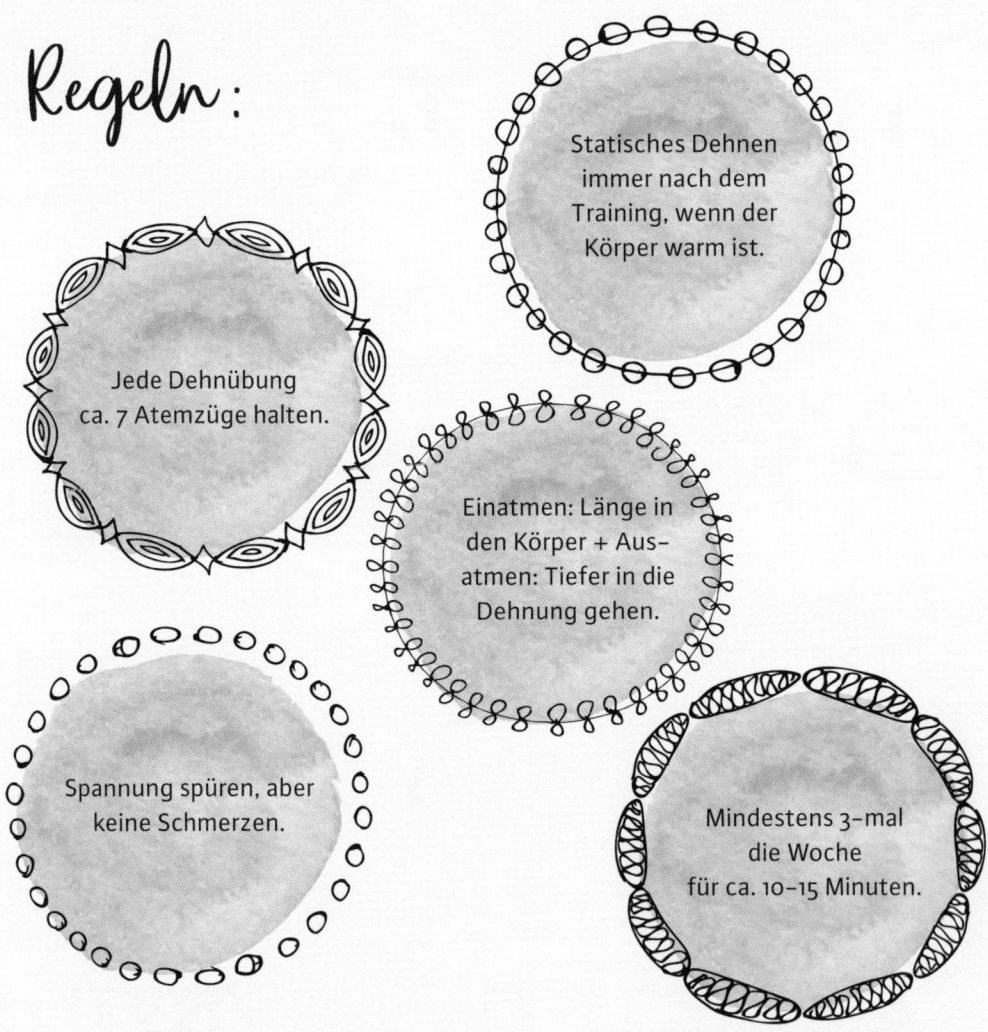

Statisches Dehnen immer nach dem Training, wenn der Körper warm ist.

Jede Dehnübung ca. 7 Atemzüge halten.

Einatmen: Länge in den Körper + Ausatmen: Tiefer in die Dehnung gehen.

Spannung spüren, aber keine Schmerzen.

Mindestens 3-mal die Woche für ca. 10–15 Minuten.

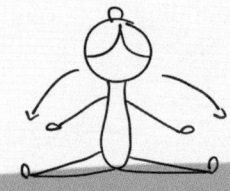
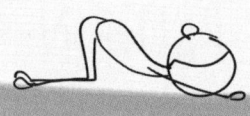

Dehnübungen FÜR MEHR FLEXIBILITÄT

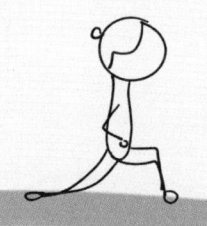
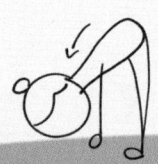
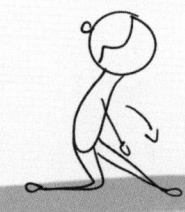

48. Woche

WORKOUT-BOX		
Tag	Workout	Stand
Mo		
Di		
Mi		
Do		
Fr		
Sa		
So		

PROTEIN-SMOOTHIE

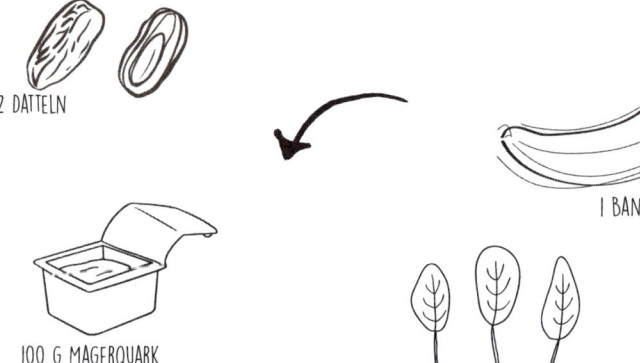

2 DATTELN

1 BANANE

100 G MAGERQUARK

20 G BABYSPINAT

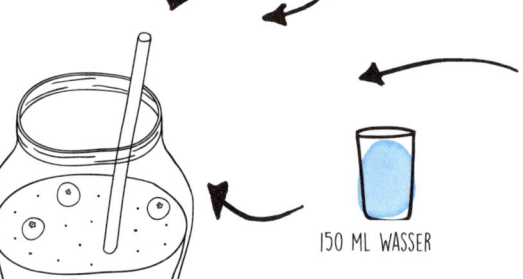

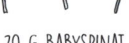

150 ML WASSER

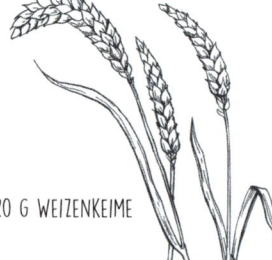

20 G WEIZENKEIME

Nährwerte für eine Person (alle aufgeführten Zutaten): Kalorien 317, Kohlenhydrate 50 g, Fette 2 g, Eiweiß 20 g

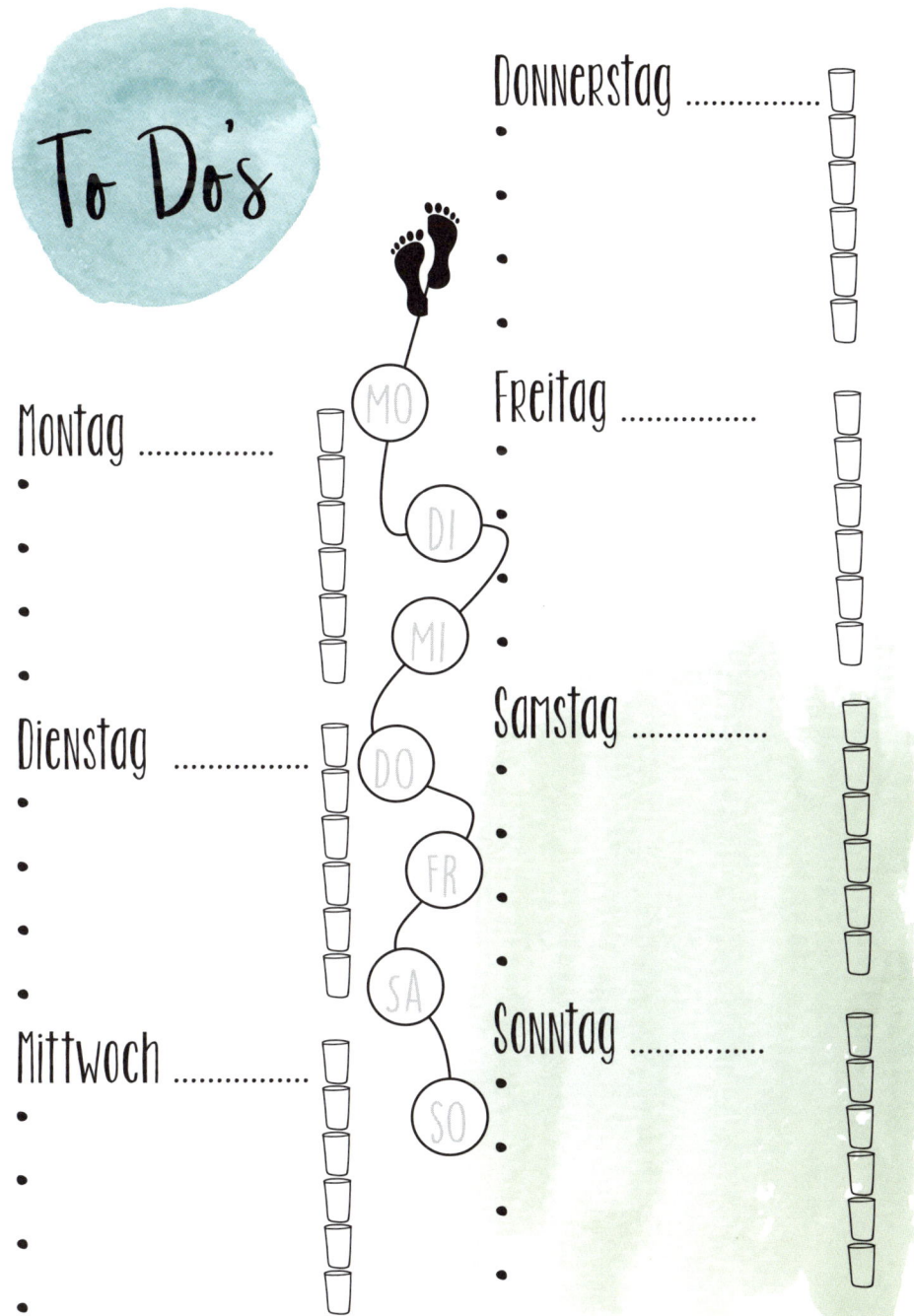

To Do's

Montag ....
-
-
-
-

Dienstag ....
-
-
-
-

Mittwoch ....
-
-
-
-

Donnerstag ....
-
-
-

Freitag ....
-
-
-

Samstag ....
-
-
-

Sonntag ....
-
-

MO
DI
MI
DO
FR
SA
SO

Workouts

SNAIL THE TAIL

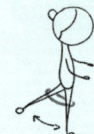

Kick Backs Loop (L)

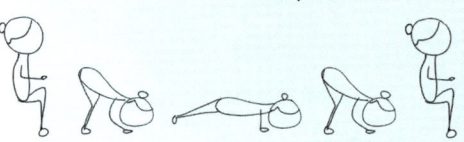

½ Burpee Sumo Stay low

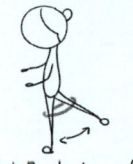

Kick Backs Loop (R)

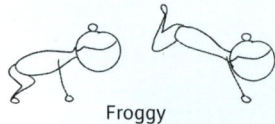

Froggy

THE SQUARE

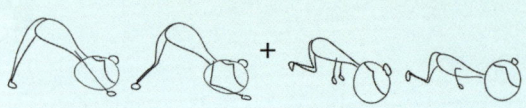

A) 4 × Shoulder Push up + 4 × Doggy Tricep

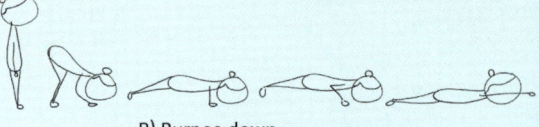

B) Burpee down

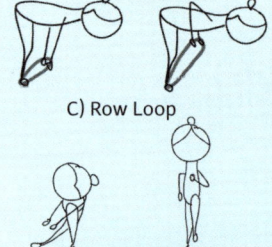

C) Row Loop

D) Shuffle Run Touch down

Jedes Paket (z. B. A+B oder C+D) 50 Sekunden pro Übung und anschließend 20 Sekunden Pause

Kombination
A + B
D + A
C + B
D + C

Jede Übung 60 Sekunden und nach jeder absolvierten Runde 60 Sekunden Pause

Woche 49-53

1: 60 Sekunden Worktime und
2: 40 Sekunden Worktime
Pausen nach zweiter Übung: 30 Sekunden
1 Runde

✖ WINDMILL EXTREME | TRIANGLE TO THE MAX △

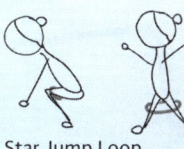

Crunch under Loop

CIRCLE-ELEMENT:

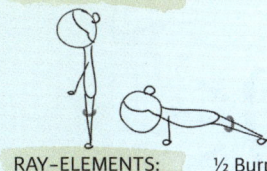

RAY-ELEMENTS: ½ Burpee Star Jump Loop

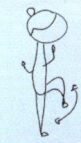

High Knees

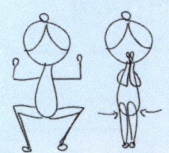

Low Jumping Jacks

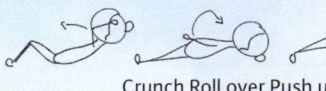

Crunch Roll over Push up

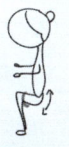

1: Pulse Squat Loop

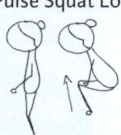

2: Tuck Jumps

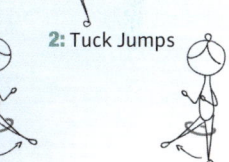

1: Standing Side Lift Loop (L+R)

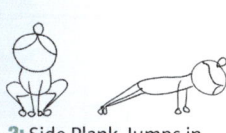

2: Side Plank Jumps in

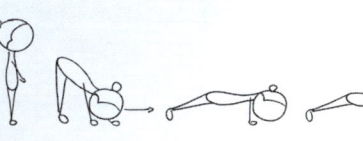

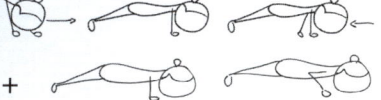

+

1: Inch Worm + Push up

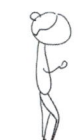

2: Running on the Spot

Immer abwechselnd das Circle–
Element mit den Ray-Elementen;
50 Sekunden Worktime und
10 Sekunden Pause

49. Woche

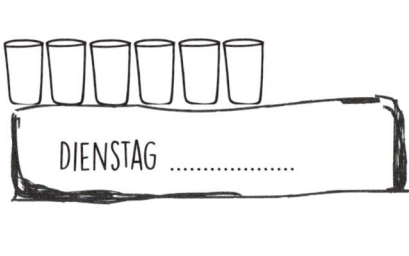

WORKOUT-BOX

Tag	Workout	Stand
Mo		
Di		
Mi		
Do		
Fr		
Sa		
So		

MONTAG ....

_____
_____
_____
_____

MITTWOCH ....

DIENSTAG ....

_____
_____
_____
_____

_____
_____
_____
_____

TO DO'S

DONNERSTAG ....

SAMSTAG ....

FREITAG ....

SONNTAG ....

MO — DI — MI — DO — FR — SA — SO

Wishlist

Gibt es etwas, was du dir wirklich schon lange wünschst? Trage es hier ein und hake es ab, wenn du dir den Wunsch erfüllt hast:

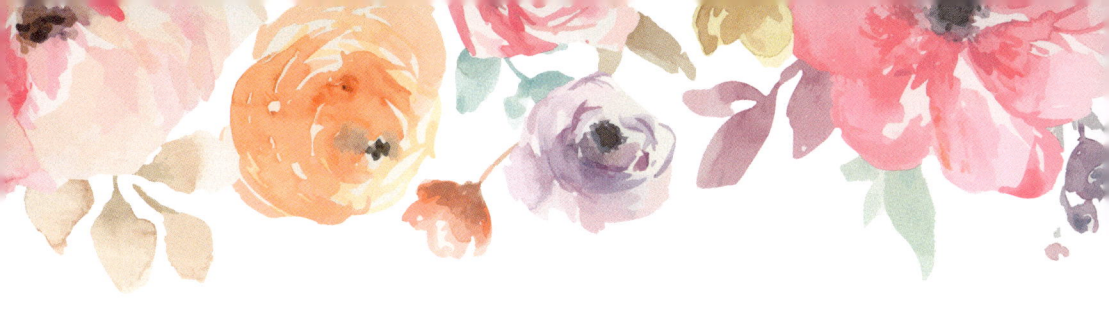

Träume
sind zum
Leben
da.

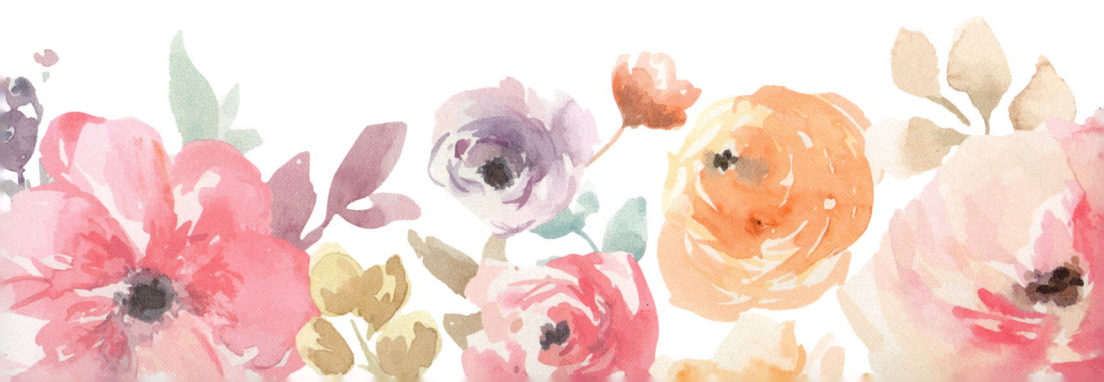

50. WOCHE

WORKOUT-BOX

Tag	Workout	Stand
Mo		
Di		
Mi		
Do		
Fr		
Sa		
So		

3 VERBOTE der Woche,
die dich *befreien* werden:

1

Handy nach
19 Uhr

2

Auf die Waage
stellen

3

Sich selbst
kritisieren

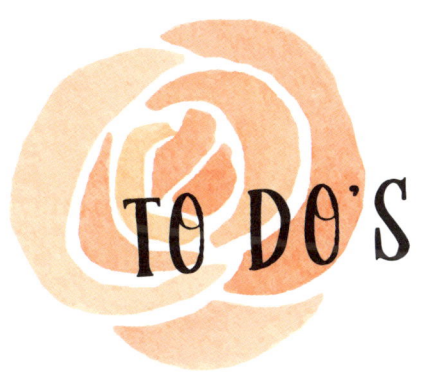

TO DO'S

Montag ....

☐ ☐ ☐ ☐ ☐

Dienstag ....

☐ ☐ ☐ ☐ ☐

Mittwoch ....

☐ ☐ ☐ ☐ ☐

Donnerstag ....

☐ ☐ ☐ ☐ ☐

Freitag ....

☐ ☐ ☐ ☐ ☐

Samstag ....

☐ ☐ ☐ ☐ ☐

Sonntag ....

☐ ☐ ☐ ☐ ☐

MO
DI
MI
DO
FR
SA
SO

Bauch

DAS ETWAS ANDERE Bauch-Workout GEHT SO:

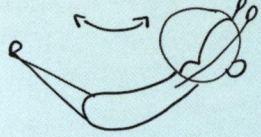

1.

Banana

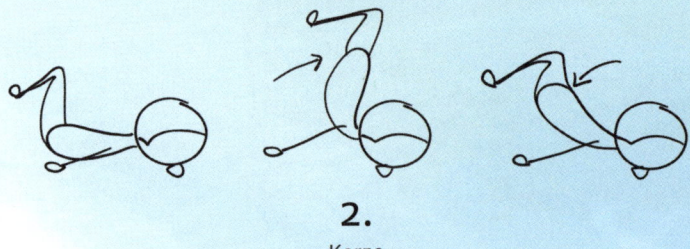

2.

Kerze

Workout

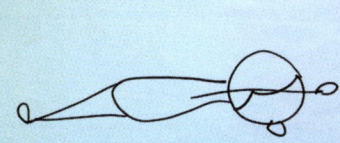 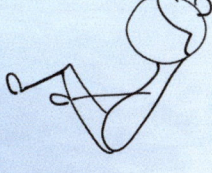

3.
Boot hoch runter

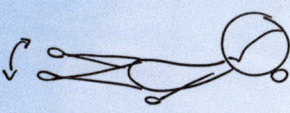

4.
Swimming legs

30 Sekunden Worktime
mit 10 Sekunden Pause
3 Runden

51. Woche

Keine Workout-Box und kein
Schrittzähler in dieser Woche!

Mo .... ⬚⬚⬚⬚⬚⬚

_____

_____

_____

_____

Schreibe dein Relax-Special hier rein.

RELAX-SPECIAL

Di .... ⬚⬚⬚⬚⬚⬚

_____

_____

_____

_____

RELAX-SPECIAL

Mi .... ⬚⬚⬚⬚⬚⬚

_____

_____

_____

_____

RELAX-SPECIAL

Do .... ☐☐☐☐☐☐

_____
_____
_____
_____

RELAX—SPECIAL

Fr .... ☐☐☐☐☐☐

_____
_____
_____
_____
_____

RELAX—SPECIAL

Sa .... ☐☐☐☐☐☐

_____
_____
_____
_____
_____

RELAX—SPECIAL

So .... ☐☐☐☐☐☐

_____
_____
_____
_____
_____

RELAX—SPECIAL

Der kleine

WAS HAT MEHR KOHLENHYDRATE AUF 100 G: KARTOFFEL ODER BROT?
(1 PUNKT)

....

MAN SOLLTE NACH 18 UHR KEINE KOHLENHYDRATE MEHR ESSEN,
RICHTIG ODER FALSCH? (1 PUNKT)

....

WOBEI VERBRAUCHT DER MENSCH AM TAG MEHR KALORIEN:
BEI SPORT ODER UNBEWUSSTER BEWEGUNG? (1 PUNKT)

....

WIE VIELE KALORIEN ENTSPRECHEN 1 KG KÖRPERFETT? (1 PUNKT)

....

SIXPACKS WERDEN IN...
GESCHMIEDET UND NICHT IM ....
(2 PUNKTE)

DEHNEN SOLLTE MAN SICH NIE ....DEM TRAINING
(1 PUNKT)

Wissenstest

FÜR WAS STEHT HIIT? (1 PUNKT)

....

WIE NENNEN WIR FASZIEN UMGANGSSPRACHLICH IM ALLTAG AUCH?
(1 PUNKT)

....

WIE HOCH SOLLTE IN DER REGEL DAS TÄGLICHE KALORIENDEFIZIT
FÜR EINE GESUNDE ABNAHME SEIN? (1 PUNKT)

....

WAS SIND ESSENZIELLE AMINOSÄUREN? (2 PUNKTE)

....

(PRÜFE DEINE ANTWORTEN AUF DER FOLGESEITE)

ERGEBNIS: .... VON 12 PUNKTEN

52. Woche

WORKOUT-BOX

Tag	Workout	Stand
Mo		
Di		
Mi		
Do		
Fr		
Sa		
So		

TESTANTWORTEN:

Montag ....

-
-
-
-

Mittwoch ....

-
-
-
-

Dienstag ....

-
-
-
-

1. Brot
2. Falsch
3. Unbewusste Bewegung (NEAT)
4. 9 000 kcal
5. Der Küche......Gym
6. Vor
7. Hoch intensives Intervall-Training
8. Bindegewebe
9. 200–300 kcal
10. Essenzielle Aminosäuren sind solche, die der Körper nicht selbst herstellen kann und somit mit der Nahrung aufnehmen muss. Es gibt 9 essenzielle Aminosäuren.

Freitag ....

-
-
-
-

Donnerstag ....

-
-
-
-

Sonntag ....

-
-
-
-

Samstag ....

-
-
-
-

MO
DI
MI
DO
FR
SA
SO

NOTEN: •

0–4 Punkte: Arbeite den Kalender am besten noch einmal in Ruhe durch.

5–7 Punkte: Das war schon echt gut. Mach weiter so!

8–10 Punkte: Mega! Du hast dich zu einem echten kleinen Profi entwickelt!

53. Woche

Blätter noch einmal zum Fitness-Test in
Woche 2 zurück und gib dein Bestes!

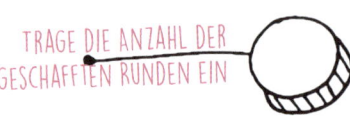

TRAGE DIE ANZAHL DER
GESCHAFFTEN RUNDEN EIN

MONTAG ....

_____
_____
_____
_____
_____

WORKOUT-BOX

Tag	Workout	Stand
Mo		
Di		
Mi		
Do		
Fr		
Sa		
So		

DIENSTAG ....

_____
_____
_____
_____
_____

MITTWOCH ....

_____
_____
_____
_____
_____

TO DO'S

DONNERSTAG ....

SAMSTAG ....

FREITAG ....

SONNTAG ....

MO   DI   MI   DO   FR   SA   SO

Über die Autorin

Anne Kissner, geb. 1988, ist studierte Juristin, angesagte Fitnessbloggerin und Ernährungs-Expertin aus Freiburg. Sie bloggt auf YouTube unter den Kanälen **BodyKiss**, **BodyFood** und **BodyLaw**, die sie zusammen mit ihrem Mann Daniel Henninger seit 2014 betreibt. Sie erreicht täglich eine Fanbase von über 800 000 Abonnenten. Anne Kissner ist leidenschaftliche und ernährungsbewusste Köchin und fest entschlossen, dass fit und gesund zu sein absolut nichts mit Nahrungsergänzungsmitteln und aufwendigen Trainingsplänen zu tun hat. Zuletzt ist ihr Kochbuch *»BodyFood«* erschienen.

Besucht uns in social media

Facebook: https://www.facebook.com/BodyKiss88/

Instagram: https://www.instagram.com/anne_bodykiss/

Pinterest: https://www.pinterest.de/bodykiss88/

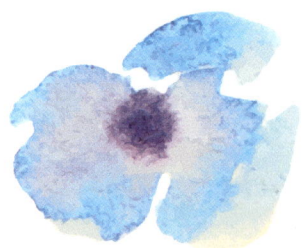

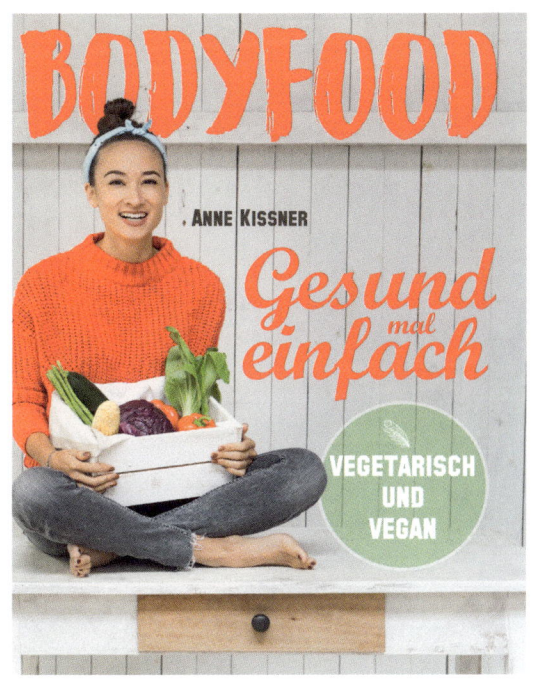

Anne Kissner

BodyFood
Gesund mal einfach

ISBN 978-3-426-67570-0
144 Seiten

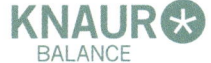